物联网在中国

物联网与智慧医疗

Internet of Things and Intelligent Medicine

高燕婕 主 编

电子工业出版社
Publishing House of Electronics Industry
北京·BEIJING

内 容 简 介

物联网是新一代信息网络技术的高度集成和综合运用。大力推进物联网技术，进而实现智慧医疗发展目标，是本书要阐述的内容。全书共分 12 章。第 1 章介绍了医学信息学基础。第 2 章和第 3 章介绍了物联网在医疗卫生领域涉及的主要技术及基础设施。第 4 章介绍了物联网在医院信息化建设中的应用。第 5 章重点介绍了物联网与智慧化临床管理。第 6 章介绍了物联网在医院管理中的应用。第 7 章介绍了物联网在中医现代化中的应用。第 8 章和第 9 章讲述了物联网与公共卫生，以及物联网在医疗质量安全管理方面的应用。第 10 章介绍了物联网在医院环境管理，如楼宇智能控制、智慧型手术室等方面的应用。第 11 章讲述了物联网在医院物流，如药品流通、设备管理等方面的应用。第 12 章为结语。

本书从基础理论到技术应用，从医疗实践到流程优化，内容翔实，全面系统，可以作为医院管理者、医生和医技人员、研发部门、企业院校、软硬件开发人员，以及医疗设备生产者使用的参考书。

图书在版编目（CIP）数据

物联网与智慧医疗 / 高燕婕主编. —北京：电子工业出版社，2023.1
（物联网在中国）
ISBN 978-7-121-44610-8

Ⅰ. ①物… Ⅱ. ①高… Ⅲ. ①物联网－应用－医疗卫生服务 Ⅳ. ①R197.1-39

中国版本图书馆 CIP 数据核字（2022）第 229144 号

责任编辑：李　冰　　　　文字编辑：张梦菲
印　　刷：涿州市般润文化传播有限公司
装　　订：涿州市般润文化传播有限公司
出版发行：电子工业出版社
　　　　　北京市海淀区万寿路 173 信箱　　邮编　100036
开　　本：720×1 000　1/16　印张：11.75　字数：211 千字
版　　次：2023 年 1 月第 1 版
印　　次：2024 年 4 月第 3 次印刷
定　　价：95.00 元

凡所购买电子工业出版社图书有缺损问题，请向购买书店调换。若书店售缺，请与本社发行部联系，联系及邮购电话：（010）88254888，88258888。
质量投诉请发邮件至 zlts@phei.com.cn，盗版侵权举报请发邮件至 dbqq@phei.com.cn。
本书咨询联系方式：libing@phei.com.cn。

前　言

物联网是一种通过射频识别（RFID）装置、红外感应器、全球定位系统、激光扫描器等信息传感设备，按约定的协议把任何物品与互联网相连接，进行信息交换和通信，以实现智能化识别、定位、跟踪、监控和管理的网络。自 2006 年起，国家金卡工程协调领导小组办公室召集各行业信息化专家共同研讨物联网技术在我国的发展与应用，专家们一致认为，在物流、城市安防、智能电网、医疗卫生、智能交通、环境监测等方面，物联网具有广阔的行业应用前景。

卫生领域提出了物联网技术引领医疗信息化模式创新的战略规划。利用物联网技术构建电子医疗服务体系，可以为医疗健康领域带来四大便利。一是推广电子医疗可以使用较低的成本把现有的医疗监护设备无线化，进而大大降低公众的医疗负担。二是通过信息化手段实现远程医疗和自助医疗，有利于缓解医疗资源紧缺的压力，三是实现信息在医疗卫生领域各参与主体间共享互通，有利于医疗信息充分共享。四是有利于我国医疗服务的现代化，以及有利于提升医疗服务水平。

本书提供了实现智慧医疗所需要的基础理论、技术应用、路径和方法，主要特点与要点如下。

（1）帮助读者系统掌握医学信息学方法基础原理与基本技术。

（2）加强医院管理者以物联网技术为支撑，赋能医院管理，提高对临床医疗质量、效率，以及作用的认知。

（3）给出了新型医院新系统建设、智慧化医院建设的管理方法，以及必须具备的基本功能。

（4）介绍了如何建立智慧化医院和智慧化社区卫生系统，以及如何实现健康档案与临床信息一体化。

（5）将医院信息化划分为三个层次，并给出了物联网在医院信息化中的定位和作用。

（6）医院信息系统已建设多年，如何突破创新，使医院信息系统更上一层楼，达到管理者、医务人员、医技人员的最佳满意状态，满足患者的医疗服务需求？物联网为实现智慧医疗提供了有力支撑。掌握医院规范的管理流程、运营模式，能够帮助读者针对传统的医疗服务模式的局限和不足给予优化、创新和提升。

（7）介绍了各种先进技术、物联网、RFID 电子标签，为医院的相关科室、管理部门如何利用相关技术的基本流程、方法和原则，提供了智能化的技术应用手段，引导医生在原有的诊疗方式上创新，使用更先进的数字化手段提升诊断水平。

（8）从医院物资、设备、重要器材，到医院各类文献、院史、文化资源的管理，本书都提供了新型的技术手段。

（9）强调了可穿戴设备、机器人、人工智能在临床诊疗中的实用性和可操作性。

（10）强调了信息标识的准确性和唯一性。要针对相关人员、物品进行唯一标识，建立避免重复和遗漏的全闭环管理和节点控制。

（11）针对重点应用给出了技术规范路径指导。

（12）对于医院物资、贵重物品，甚至各种物品进行了精确管理，做到万物可联、万无一失。

（13）运用物联网及智能化管理，杜绝医疗安全隐患，包括人员安全、设备安全、手术安全等，在医院管理的各环节实现智能化的控制。实现从临床到管理、从设备到后勤的全过程、全周期的管理智慧化。

（14）利用物联网技术实现一卡多用、多卡合一。优化对于医院就诊卡的管理和利用，包括人事管理、后勤管理等。

（15）提出运用系统工程的思维实现医院的全方位、高效能的智慧化管理。

本书的主要创新点如下。

（1）创新性地提出了智能化电子病历的概念及其 5 个应具备的特征，是电子病历系统提升和应该达到的新目标、新标准，也是新一代电子病历研发制造的方向和目标，可以从源头上为建设智慧化医院奠定基础，是智慧化医院电子病历应该达到的基本要求。

（2）创新性地提出了智慧化临床路径，并且明确了智慧化、智能化的医疗的初衷和终极目标。

（3）提出了利用物联网技术促进中医药发展，如运用物联网及感知技术来研究中医传统的望、闻、问、切，实现由定性到定量的数字化信息采集、处理和分析，进而将传统中医药的精华和智慧发扬光大。

（4）将物联网应用作为建设良好的医院环境的技术支撑，并就医院中的能源管理及双碳减排进行了阐述，如医院智能化控温、医院智能化控电，以及医院智能化安防系统等。

本书对于医疗行业所涉及的各领域，以及各领域所涉及的各部门、各环节如何建设全新型、智慧化的医疗体系进行了阐述，对建立新型智慧化医院，提供智能型医疗服务，加强医院医疗质量、环境安全，实现数字化转型具有重要意义。希望物联网技术的应用，可以加速实现我国智慧化医院建设，实现新时期医院高质量发展目标，让智慧医疗为人们提供更全面、更精准、更高效的医疗服务。

本书可以作为研究机构和企业研发物联网技术、智慧化医院管理系统，以及推进智慧医疗、智慧化临床医技科室建设的参考书；也可以作为医疗机构在智慧化医疗建设、物联网技术应用方面，选择系统设备、软硬件产品的参考依据；还可以作为医院管理者进行现代化医院管理、智慧型医院建设的"手边书"；同时，可以作为院校培养智慧型医疗人才的学习教材。本书各章内容既相对独立，又相互关联，读者可以根据需要自行选择章节阅读。

在此，感谢国家金卡工程协调领导小组办公室各位同仁为推进我国物联网应用所做出的贡献！感谢为本书付出辛劳的每一位工作人员！

由于时间仓促，书中难免有不足之处，敬请读者见谅并指正。

目 录

第 1 章

医学信息学基础

1.1 医学信息学的基本理论

1.1.1 医学信息学的内涵

医学信息学（Medical Informatics）是对生物医学信息、数据和知识的采集存储、分析检索并有效利用，以便在卫生管理、临床控制和知识分析过程中做出决策和解决问题的科学。医学信息学是信息技术学和各医疗卫生科学的交叉科学，涉及生物医学科学基础和应用的所有学科，并且与现代信息技术密切相连，尤其是与计算机和通信领域密切相连。

医学信息学的应用领域是医学，其方法学是信息学。

医学信息学的任务是根据在医学科学研究中获得的知识及医疗健康的需求，开发和评估各种有关获取、处理和解释患者数据的方法和系统。

医学信息学的研究对象的特点是不确定性、难以度量，以及复杂成分之间复杂的相互作用。医学信息学随着计算机技术的兴起而发展，在半个多世纪中渗透了医疗领域的方方面面，包括电子病历、生物信号分析、医学图像处理、

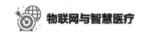

临床支持系统、医学决策系统、医院信息管理系统、公共卫生信息资源等。

1.1.2　医学信息学的研究内容

1. 医学信息学研究的主要范围

（1）研究医学信息的概念、属性、本质和度量，属于基础的理论研究。

（2）研究医学信息系统的概念、构成、功能、原理、方法和手段。在一般信息论的指导下，研究医学信息的产生、提取、检测、变换、传递、存储、处理和识别。

（3）研究利用医学信息进行控制的原理和方法，并且在控制论的指导下，研制各种信息化、智能化的诊疗设备。

（4）研究实现医学信息系统最佳组织的原理和方法。在系统论的指导下，运用系统工程的相关技术，以及硬件工程、软件工程和知识工程的相关方法，研制最有效的医学信息系统。

2. 医学信息学的应用研究

1）医学信息存储和检索

系统通常由数据的集合组成，数据必须易于研究和分析。数据库管理的作用就是使数据结构的功能分析易于进行，同时为医学信息系统提供可存储和检索的数据库。

2）医学信息通信

医学信息的电子传递正日益变得与其他信息交换形式一样普遍。通过电子媒介传送和接收医学信息，通过电子公告牌记录和检索医学信息，通过信息系统存储和共享医学信息……医学信息系统正被频繁应用于提供通信功能，传送文字、声音和图像信息。

3）医学训练

医学训练的主要应用形式有医学仿真、人工智能、计算机教学程序、远程医疗，以及远程医学教育等。

4）医学管理决策支持

在医学信息数据库中存储的医学检诊信息、医学标本信息、医学影像信息、医学文献信息、医学管理信息、财务管理信息等，可以为临床诊断治疗、医院现代化管理提供决策支持，并且可以为管理层进行质量评估和回顾性分析研究提供准确、及时的信息。

1.2　医院信息系统

随着医药卫生体制改革的深入及医院服务模式的转变，医院信息系统已成为建设现代化医院的基础。医院信息系统要逐步从以经济财务为主线的管理信息系统，向以患者为中心的临床信息系统拓展，实现与医保系统的双向交互，利用互联网技术、远程医疗技术、智慧医疗技术为患者提供多种形式的医疗服务。

开展医院信息系统基础建设，要以《医院信息系统基本功能规范》为指导，避免单纯地模仿手工作业的方式，充分利用信息技术改造和规范医院管理流程，降低医疗成本，增强管理效率，提升医院的竞争能力和服务水平。

1.2.1　概念

医院信息系统（Hospital Information System，HIS）是指利用计算机软硬件技术和网络通信技术等现代化手段，对医院及其所属各部门的人流、物流、财流进行综合管理，对在医疗活动各阶段产生的数据进行采集、存储、处理、提取、传输、汇总、加工，从而生成各种信息，为医院的整体运行提供全面的、自动化的管理及各种服务的信息系统。

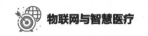

1.2.2　功能划分

医院信息系统根据医院管理模式，采用科学化、信息化、规范化、标准化理论进行设计和建设。医院信息系统是一个综合性的信息系统，根据数据流量、流向及处理过程，可将其划分为临床诊疗部分、药品管理部分、经济管理部分、综合管理与统计分析部分、外部接口部分。

1. 临床诊疗部分

临床诊疗部分主要以患者为核心，以患者的整个诊疗过程为主线，医院中的所有科室均将沿此主线展开工作。医院的所有医疗信息在此类系统中产生、收集、存储、处理和应用，另外，大部分与管理有关的信息也在此类系统中产生。临床诊疗系统可以说是整个医院信息系统的核心部分。

临床诊疗系统主要包括门诊医生工作站、住院医生工作站、护士工作站、临床信息系统、临床检验系统、放射信息系统、输血管理系统、医学影像存档与通信系统、手术麻醉系统等。

1）临床信息系统

临床信息系统（Clinical Information System，CIS）是医院信息系统非常重要的组成部分，是以患者信息的采集、存储、展现、处理为中心，为临床医护人员和医技科室的医疗工作者提供临床信息、辅助诊断、辅助临床决策的信息系统。CIS 主要包括医生工作站、护理信息系统、实验室信息管理系统（LIS）、放射信息系统（RIS）、手术麻醉信息系统、重症监护信息系统、医学影像存档与通信系统（PACS），等等。

2）临床检验系统

临床检验系统（Laboratory Information System，LIS）是一个能实现临床检验信息化、检验信息管理自动化的网络系统。

LIS 的主要任务是协助检验人员预处理检验申请单及标本，自动采集或直接录入检验数据，处理检验数据，以及审核、输出、打印检验报告等。LIS 可以减轻检验人员的工作强度，提高他们的工作效率，并且使检验信息的存储和管理更加简单、便捷、完善。

LIS 提供的基本功能包括预约管理、检验单信息、登录功能、提示查对、检验业务执行、报告处理、检验管理、检验质量控制、统计等。

3）放射信息系统

放射信息系统（Radiology Information System，RIS）是使用计算机及通信设备收集、存储、处理、检索患者的影像检查诊断、治疗数据，以及科室管理数据等的信息系统。

RIS 是用于优化医院放射科工作流程管理的软件系统，其典型流程包括登记预约、就诊、产生影像、出片、报告、审核、发片等。RIS 内含 PACS，配合医学分类和检索、放射物资管理、影像设备管理和科室信息报表等外围模块，可实现对患者在整个诊疗流程中的质量控制、实地跟踪和数据统计，使放射科室的管理步入清晰的数字化管理阶段。

RIS 的流程由可"拆卸"的环节组成。每个环节除了完成特定的任务，还要处理意外情况，包括数据处理和质量控制。

4）医学影像存档与通信系统

医学影像存档与通信系统（Picture Archiving and Communication System，PACS）是临床医学、医学影像学、数字化图像技术与计算机技术、数据库技术、网络通信技术结合的产物，是医院用于管理医疗设备如 CT、MRI、DR、DSA、CR 等生成的医学影像的信息系统。

PACS 主要解决医学影像的采集和数字化、图像的存储和管理、医学影像的高速传输、影像的数字化处理和重现、图像信息与其他信息的集成 5 个方面的问题。

PACS 摒弃了图像诊断传统的肉眼观察和主观判断，对医学影像和信息进行智能化处理，使医学图像诊断技术向更深层次发展，代表了新时代医疗服务质量的提升，开创了医学影像诊断与管理的新纪元。PACS 实现了医学影像在

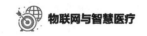

医院内外的高速传递和分发，使医生或患者能够随时随地获取需要的医学影像，有助于实现医疗数据共享与远程专家会诊，促进医院信息化、现代化发展。

PACS 的基本功能如下。

- 影像处理：数据接收、图像处理、测量、保存、管理、远程医疗、系统参数设置。

- 报告管理：预约登记、分诊、诊断报告、模板、查询、统计。

2. 药品管理部分

药品管理信息系统是协助整个医院完成药品管理的信息系统，主要用于处理与药品有关的数据和信息。药品管理信息系统的主要任务是对药库、制剂、住院药房、药品价格、药品会计核算等信息进行管理，以及辅助临床合理用药，包括提供处方或医嘱的合理用药审查、药物信息咨询、用药咨询等。

药品管理信息系统主要服务于药品管理与临床使用，其可划分为两个部分：一部分是基本部分，包括药库、药房及发药管理；另一部分是临床部分，包括合理用药审核、用药咨询及服务。

药品管理信息系统提供的基本功能包括药品库房管理、门诊药房管理、住院药房管理、药品会计核算、药品价格管理、制剂管理、合理用药咨询。

3. 经济管理部分

经济管理部分属于医院信息系统的最基本部分，管理的是整个医院各有关部门产生的费用数据，并且将这些数据整理、汇总、传输给相关部门，供各级部门分析、使用，同时为医院掌握与记录财务和经济收支情况提供服务。

经济管理系统主要关注财务信息，对医院加强管理、减少浪费、正确核算、合理分配、有效运营具有重要意义。

经济管理部分主要包括门（急）诊挂号，门（急）诊划价收费，住院患者的入、出、转院，住院收费、物资、设备，财务与经济核算等系统。

4. 综合管理与统计分析部分

综合管理与统计分析部分主要包括病案的统计分析、管理，并将临床诊疗、药品管理、经济管理系统的所有数据汇总、分析并进行综合处理，辅助领导管理和决策。

综合管理与统计分析部分主要包括病案管理信息系统、医疗统计系统、院长综合查询与分析系统、患者咨询服务系统等。

1）病案管理信息系统

病案管理信息系统主要是指对病案首页和相关病案室（科）工作进行管理的系统。病案是医院医、教、研的重要数据源，该系统可向医务工作者提供方便灵活的检索方式和准确可靠的统计结果。其管理范畴包括病案首页管理、姓名索引管理、病案借阅、病案追踪、病案质量控制和患者随诊管理。

2）院长综合查询与分析系统

院长综合查询与分析系统是指为医院领导掌握医院运行状况而提供数据查询、分析功能的信息系统。该系统从医院信息系统中加工和处理有关医院管理的医、教、研，以及人、财、物的分析决策信息，为院长及各级管理者的决策提供依据。

5. 外部接口部分

随着社会的发展及各项改革的进行，医院信息系统已不再是一个独立存在的系统，其必须考虑与社会相关系统的互联问题。外部接口部分提供了医院信息系统与医疗保险系统、社区医疗系统、远程医疗咨询系统等连接的接口。

1.2.3　社区卫生服务信息系统

社区卫生服务是以全科医生为主体的卫生组织或机构所从事的一种社区定向卫生服务，是在政府领导、社区参与、上级卫生机构指导下，以基层卫生机构为主体，合理使用社区资源和适宜技术，以人的健康为中心，以家庭为单位，以社区为范围，以需求为导向，以老年人、妇女、儿童、慢性病患者、残疾人、低收入居民为重点，以解决社区主要问题、满足基本卫生服务需求为目的，集预防、医疗、保健、康复、健康教育为一体的，有效的、经济的、方便的、综合的、连续的基本卫生服务。

信息化技术发展日新月异，新技术在提高人们的信息掌握和操控能力的同时，也对社区医疗站的信息化建设提出了更高的要求，社区卫生服务信息系统应增强社区卫生部门基础信息网络建设、提高信息系统的处理能力和处理速度，同时适时运用新技术使其更加适应信息量不断增加、信息面不断拓宽的社区卫生服务。社区卫生服务信息系统要坚持以预防为主、以人为本的方针，以居民健康档案为重点，涵盖公民基础健康档案及预防免疫、就诊记录、健康检查记录、健康管理等方面的健康档案信息，逐步实现"多档合一"，实现健康档案与临床信息一体化。

社区卫生服务信息系统应采用国家主导的 CA 安全认证体系，保证用户身份的真实性、信息交换的完整性、行为的不可抵赖性，以及 IDC（互联网数据中心）资源的安全性，使社区医疗应用系统成为一个真正安全的、能够保护居民健康隐私的、适合大规模应用推广的实用系统。同时，让社区居民只需极低的成本便可以享用社区医疗的所有功能，并且能够针对集中的社区建立居民健康档案，为政府管理部门提供疾病谱分析、疫情紧急预报防控等功能。

在社区卫生服务信息系统软件的开发过程中，要做好防疫、妇幼、健康保健等主管部门的协调工作，开发符合各项业务功能使用需要的统一软件。

以社区为单位的数据库管理与存储，通过利用互联网建立大型数据库和应用平台，同时引入 CA 安全认证体系，为社区、医院、卫生管理部门和广大群众提供全方位的、高效的医疗卫生咨询和健康教育等服务。当前，社区卫生服务要以智慧医疗为目标，以互联网应用为引领，针对社区卫生服务中心的服务与管理特点，既要考虑社区卫生服务的发展趋势和对医疗机构提出的新要求，又要考虑将现有模式与社区卫生服务中心的日常业务流程有机结合，服务内容同步覆盖前台业务流程和后台管理流程。基于 CA 安全认证体系的社区卫生服务信息系统，以及面向家庭和个人的健康档案数据库、电子病历数据库、卫生保健数据库、个人账本数据库，打破了地域限制，可以将医疗服务扩展到任何一个社区，能够充分共享、高效利用医疗信息，帮助医院提高医疗技术和质量，减少医疗差错，为患者就医提供极大的便利，全方位守护居民健康。

1.2.4　电子病历

电子病历（Electronic Medical Record，EMR）又称计算机化病案记录，其将传统的纸张病历完全数字化，使用数字设备如计算机、健康卡等储存、管理、保存、传输和重现患者的医疗记录。电子病历涵盖了纸张病历的所有内容，而且可以实时反映患者的整个诊疗过程，同步存储患者最新纸张病历上的所有医疗信息，能够为医务人员提供及时准确的信息，实现资源共享，服务于社会、教育及科研。

电子病历提供了超越纸张病历的服务功能。首先，电子病历便于自动处理、快捷检索、网络传输，能够进行声音、照片、图像等有关患者的多媒体信息的综合处理。其次，电子病历能够辅助诊断、帮助进行自我学习，提供网络通信等决策资源。最后，电子病历使"模板"技术得到普遍应用，使病历书写更加简单快捷，也使病历阅读变得更加容易，通过简单学习就能掌握并使用。

目前，美国、德国、英国、日本等国家已经对电子病历进行了一定程度的研究和应用。我国医院信息系统的推进为电子病历的发展奠定了基础，实现了由传统的医院信息系统向电子病历系统的过渡，涉及医生工作站、护士工作站、手术、检查、检验及费用结算等多个功能模块。其中，医生工作站是过渡中的主要环节，也是电子病历丰富内容的集中体现，满足了医生日常工作的各种需要，提供了下达医嘱、书写病历、查询报告单、病历检索学习及手术申请等功能。

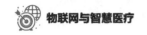

电子病历在应用过程中应着重解决以下 3 个问题。

（1）确保电子病历的内容真实可靠。

（2）解决电子病历的存储与流通问题。

（3）完善法律法规建设，强化监督管理措施，确认电子病历在法律上具有有效性。

1.3 健康档案概述

健康档案（Health Records）用来记录一个人一生的生命体征变化，以及自身所经历过的与健康相关的一切行为与事件，具体内容包括每个人的生活习惯、既往病史、诊断治疗情况、家族病史及历次体检结果等。健康档案是一个动态、连续且全面的记录过程，通过详细完整的健康记录，为每个人提供全生命周期的健康服务。

健康档案的建立对全科医生而言尤为重要，因为全科医生要为居民提供连续性、综合性、协调性和完整的医疗保健服务，所以必须掌握居民的常态健康资料。同时，健康档案是全科医生在工作中不可或缺的基础工具之一，是全科医疗教学和科研的信息来源，因此建立居民健康档案是全科医生的重要工作内容，其目的和意义如下。

1）有助于促进社区卫生服务规范化

居民健康档案的建立在客观上为社区医生的规范服务创造了有利条件，使社区医疗服务能够按照健康档案所设置的内容和要求开展，在工作实践中发挥出社区卫生服务的特色。例如，在个人健康档案中，对健康问题的记录除医疗内容外，还包括预防性计划，如果能按照预先设置的预防性计划为居民提供预防性服务，那么"以预防为向导的社区卫生服务"将得以实现。

2）有助于提高社区卫生服务质量

居民健康档案对患者健康问题的记录要求社区医生对患者的健康状况做出全面评价，并且制订管理计划。按照这种方式思考患者的健康问题，社区医生的思路会更加开阔，在考虑问题时会更加全面，诊疗水平会得到进一步提高。

健康档案中的资料主要包括针对健康问题设置的病情记录表，这要求社区医生对患者的主要健康问题进行动态、连续记录，这是促成社区医生提供连续性服务的有效手段，对社区进行慢性病管理也十分有益。

3）有助于合理利用社区卫生资源

健康档案记录了很多与居民健康有关的家庭和社区信息，如家庭的结构、家庭的背景资料、社区人口学资料、社区疾病谱、社区资源等，社区医生可以不断从健康档案中获取有关患者家庭和社区的各种信息，从而制订更符合实际的卫生保健计划，为社区居民提供精准有效的卫生服务。

1.3.1　健康档案管理信息系统

健康档案管理信息系统主要采集个人的基本健康信息、家庭健康信息和社区健康信息，建立居民健康档案，为医疗卫生机构及社区卫生服务机构提供患者的健康档案存储和检索功能，辅助临床医生的诊断和治疗。

1.3.2　健康信息的采集

居民健康档案主要由三部分组成，即个人基本健康信息、家庭健康信息和社区健康信息。

1. 个人基本健康信息

（1）基本资料：一般包括人口学资料、临床资料及生活行为资料。

（2）问题目录：其中记录的问题可以是明确诊断出的疾病，也可以是在社会、心理、行为方面存在的问题。

（3）问题描述：通常采用SOAP格式，即按照主观资料（Subject information，S）、客观数据（Objective data，O）、评估（Assessment，A）、计划（Plan，P）的顺序对问题进行描述。

（4）病情进展记录：对于主要健康问题，尤其是需要长期监测的慢性病，应对其病情变化及治疗情况进行连续性记录。

（5）会诊及转诊记录：社区卫生服务机构的会诊记录与医院现行的记录方式相同，但社区医疗中的转诊是一种双向转诊（社区卫生服务机构把患者转到综合性医院，综合性医院将诊治后的患者又转回社区卫生服务机构）。

（6）周期性健康检查记录：周期性健康检查（Periodic Health Examination，PHE）是社区医生实施一、二级预防的有用工具。周期性健康检查作为一个预防性计划，其基本内容应该包括两个方面：一是一级预防中的计划免疫、生长发育评估、健康教育等；二是为了在早期就能发现疾病而设置的定期检查项目。

2. 家庭健康信息

（1）家庭基本资料：包括家庭住址、家庭成员基本资料、建档医生和护士姓名、建档日期等。

（2）家系图：以绘图的方式呈现家庭结构及成员的健康状况和社会资料，是一种简明的家庭综合资料，其使用的符号遵循一定规则（参见生物学的相关说明）。

（3）家庭生活周期：可分为8个阶段，如新婚、第一个孩子出生、学龄前儿童阶段、学龄儿童阶段、青少年阶段、子女离家创业、空巢和退休。每个阶段均有特定的发展内容及相应的问题，包括生物学、行为学、社会学等方面的正常转变，以及意料之外的和待协调的危机。全科医生需要对每个家庭所处的阶段及存在的问题做出判断，并预测可能出现的转变和危机，进而制订并实施适宜的健康计划。

（4）家庭卫生保健记录：记录家庭环境的卫生状况、居住条件、生活起居方式，为评价家庭功能、确定健康状况提供参考资料。

（5）家庭主要问题目录及描述：记载家庭生活压力事件、危机发生日期、问题描述及结果等。可以对家庭主要问题目录中所列出的问题进行编号，并使用 SOAP 格式进行描述。

3．社区健康信息

（1）社区基本资料：包括社区的人文和社会环境状况、自然环境状况、社区的人口学特征、社区的经济和组织状况等。

（2）社区卫生资源：包括社区的卫生服务机构和卫生人力资源状况等。

（3）社区卫生服务状况：如一定时期内的门诊量统计、门诊服务量、门诊服务内容、患者的就诊原因分类、常见健康问题的分类及构成、卫生服务利用情况、会诊病种、转会诊率等。

（4）社区的健康状况：包括社区健康问题的分布及严重程度，社区居民健康行为因素评估，以及社区疾病谱、疾病年龄、性别、职业分布、死因谱等。

1.3.3　健康档案管理信息系统的建立和管理

1．系统建设目标

系统建设的主要目标是能够高效使用居民健康档案资源，对居民进行全面健康管理，提高社区卫生服务水平。

2. 系统设计原则

（1）先进性：系统设计要具有先进性，使用的技术必须是当前系统开发的主流技术，并且符合未来一定阶段的技术发展趋势。居民资料可通过条码卡或IC卡直接调用，减少输入，提高效率。

（2）高度前瞻性和远见性：应充分考虑未来的发展趋势，针对未来可见的影响因素做好充足准备，保证系统能够满足未来5～10年的发展需要，不做重大调整。

（3）统一规划、资源共享：系统的设计方案要考虑系统建设的未来规划，做到统一规划，减少资源的重复投入和无效投入。设计方案要考虑实际建设需求，充分利用现有信息化软硬件资源，实现资源共享。

（4）统一标准：系统设计、开发应符合信息化建设的相关标准，使各系统之间可以无缝连接。

（5）安全、可靠、稳定：系统设计必须具有较高的可靠性，符合网络安全、信息保密、稳定可靠、高效运行的原则。系统应当结合使用各类安全产品与安全措施，确保系统单机或网络运行安全、稳定，数据完整。

（6）扩展性：系统的结构设计应稳定，同时易于升级、扩展，其功能和性能在设计时要具有持续性，可以满足各项业务需求。

（7）适用性：系统应当界面简单、统一、通用，符合工作流程，力求操作简便，使操作人员很快能上手进行实际操作。特别是针对经常使用的模块，应减少系统磨合及人为阻力，同时减少用户培训工作及系统维护工作。系统必须具有良好的可实施性与可管理性，同时还要具有良好的易维护性。

（8）高度灵活和可定制：系统的设计应具有良好的可扩展性，能提供强大的自定义功能，以此适应组织结构和业务流程调整的需要。组织结构、人力资源构成、工作模式都可以在系统中方便地进行自定义，无须进行最底层的开发。数据标准与规范应当遵循社区卫生服务工作的各项规范、数据接口和报表指标体系标准。

3．系统构建与管理

建立健康档案，是利用健康档案中的信息为健康保驾护航的过程。若要对健康档案管理信息系统进行管理和利用，不仅需要具备基础医学知识、临床医学知识、流行病学知识、数理统计知识、计算机技术等综合素质的专业人员提供支持，而且需要有一定数量的保健医学、预防医学、临床医学、康复医学等专业资深专家团队提供支持，只有这样才能为相关人员提供系列健康管理服务。

居民健康档案记载了居民有关健康问题的全部信息，为使健康档案能够完整、准确、全面地反映居民一生的健康状况，有必要制定有关健康档案信息管理系统的建立、存储、调用、更改、保密制度，配备专职管理人员，并设置调用、更改的权限，以此妥善保管健康档案。

1.4　健康信息的共享与发展

社区卫生服务主要解决常见病、多发病和普遍存在的疾病的一般诊断问题。对于那些患有比较复杂、疑难、对诊治水平要求较高的疾病的患者，应该及时将其向相关上级医疗机构转诊，以免贻误治疗时机。当然，有些患者在上级医疗机构诊断治疗告一段落后，也可以回到社区卫生服务站继续治疗或康复。社区卫生服务站要通过各种方式与医院实现信息共享，进而实现各省（区、市）医疗卫生行政部门、各医疗业务机构、各级医院，以及社区医疗服务的互联互通，整合医疗资源，提高资源利用率。

实现医疗资源共享要求社区卫生服务信息系统的建设网络化，避免信息孤岛。社区卫生服务机构是卫生服务网络的基底，其建设必须考虑与整个卫生服务网络结构的关系。目前，可以采取示范试点的方法，以某个或某几个城市为单位统一规划、分步实施、集中管理。在充分调查研究的基础上，重点解决社区卫生服务机构站点多、分布广、计算机基础薄弱和技术人员不足之间的矛盾，充分发挥网络的优势，实现站点间互联互通、信息共享，同时有助于防止重复投资和无效投资，充分保证投资效益。

实现区域内健康信息的互通和共享，有利于社区卫生服务工作的开展；建立完整、规范、准确的居民健康档案，有利于为我国健康信息的共享奠定良好的基础。

（1）在健康档案建立后，使用流行病学和统计学的方法就可以分析居民健康状况指标，如变化率、死亡率等，以及影响其变化的社会生活环境、社会生活条件、居民生活方式和行为等暴露因素。健康档案是分析社区卫生问题为何存在的主要依据，也可以用于预测可能发生的卫生问题及发展趋势，有助于卫生行政决策部门确定卫生工作重点及制订卫生策略。

（2）可以更好地研究社区特殊人群、妇女、儿童、青少年和老人的生理特点，以及健康未患病人员的需求，并且提供连续性、全周期的卫生服务。例如，跟踪慢性病患者的疾病发展情况，分析干预效果和效益；在早期就发现并跟踪各种心脑血管疾病、糖尿病及严重危害人群健康的慢性病的易感者，分析干预结果，降低此类慢性病的发病率。

（3）连续完整的居民健康档案有利于估算社区居民卫生服务需求量，从而合理利用现有卫生资源，控制医药费用过快增长，为卫生计划决策提供依据，如人员设备的投入、基本药物的确定等。

（4）在建立社区、家庭、个人健康档案后，可以利用这些资料进行投资效益分析，也可以将社区卫生服务的投入产出与医院服务进行直观比较。通过分析，既可以评价社区卫生服务的成效，又可以为制订合理、经济、高效的社区卫生服务措施提供参考。

（5）开发社区卫生服务相关应用系统，实现对常见病、多发病和已经确诊疾病，以及候诊、出诊、转诊、定期访视、住院等信息的管理；实现对健康档案、健康普查、健康教育、常规治疗等信息的管理；实现对免疫接种、卫生宣传、卫生改善、疾病治疗控制、传染病发生与发展等信息的管理；实现对妇女与儿童的主要疾病和影响，以及对孕妇、儿童健康保健等信息的管理；实现对社区脆弱人群保健和心理功能损害人群等的健康护理、疾病预防、病后功能重建等信息的管理。

第 2 章

物联网在医疗卫生领域应用涉及的主要技术

在医疗卫生领域，物联网的结构可分为 3 个层次：感知层、通信网络层、管理应用层，其所涉及的主要技术为通信技术、识别技术及传感技术等。

2.1 通信技术

在医疗物联网中，除了传统的有线网络和 GSM 网络，新兴的无线通信技术对物联网在医疗领域的应用也起到了重要的推动作用。无线通信技术使设备的部署更加简单便捷，更适应现代医院环境和现场管理的需要。目前，医疗物联网领域主要涉及的通信技术包括 ZigBee 技术、Wi-Fi 技术、5G 通信技术、蓝牙技术。

2.1.1 ZigBee 技术

ZigBee 技术是一种新兴的近距离、低复杂度、低功耗、低数据速率、低成本的无线网络技术，是一种介于无线标记技术和蓝牙技术之间的技术方案，是一种高可靠的无线数传网络，与 CDMA 网络和 GSM 网络有所相似。其此前也被称作"HomeRF Lite"或"FireFly"无线技术，主要用于近距离无线连接，依据 IEEE 802.15.4，在数千个微小的传感器之间相互协调，实现通信。这些传感器只需要很少的能量就能以接力的方式通过无线电波将数据从一个传感器传到另一个传感器，通信效率非常高。

ZigBee 协议自下而上涉及物理层、MAC 层、网络层、安全层和应用层。其中，物理层和 MAC 层由 IEEE 802.15.4 定义，网络层、安全层和应用层由 ZigBee 联盟定义。

在蓝牙技术的使用过程中，人们发现尽管其具有许多优点，但也存在许多缺陷。对工业、家庭自动化控制和工业遥测遥控领域而言，蓝牙技术表现出较为复杂、功耗大、距离近、组网规模小等问题，而工业自动化对无线数据通信的需求越来越强烈，这种无线数据传输必须是高可靠的，并能抵抗工业现场的各种电磁干扰。

1. ZigBee 的技术特点和优势

ZigBee 数据传输模块与移动网络基站相似，通信距离从标准的 75 米扩展到几百米、几千米，并且支持无线扩展。ZigBee 技术采用自组织网，其主要优势如下。

（1）低功耗。在低耗电待机模式下，2 节 5 号干电池可支持 1 个节点工作 6~24 个月，甚至更长的时间。这是 ZigBee 的突出优势。相比之下，蓝牙仅能工作几周，Wi-Fi 仅能工作几小时。

（2）低成本。通过大幅度简化协议（使其不到蓝牙的 1/10），降低了对通信控制器的要求。根据预测分析，以 8 位 8051 微控制器进行测算，全功能的主节点需要 32KB 代码，子功能节点需要少至 1KB 代码，而且 ZigBee 免协议专利费。

（3）低速率。ZigBee 以 20~250kbps 的较低速率传输数据，分别提供 250kbps（2.4GHz）、10kbps（915MHz）和 20kbps（868MHz）的原始数据吞吐

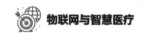

率，满足低速率传输数据的应用需求。

（4）近距离。ZigBee 传输范围一般为 10~100m，在增加 RF 发射功率后，其传输范围亦可增加到 1~3km，这里指的是相邻节点间的距离。如果通过路由和节点间通信的接力，传输距离还可以更远。

（5）短时延。ZigBee 的响应速度较快，一般从睡眠状态转为工作状态只需 15ms，节点连接进入网络只需 30ms，进一步节省了电能。相比之下，蓝牙需要 3~10s，Wi-Fi 需要大约 3s。

（6）高容量。ZigBee 可采用星状、片状和网状的网络结构，由一个主节点管理若干子节点，一个主节点最多可管理 254 个子节点。同时，主节点还可以由上一层网络节点管理，最多可以组成具有 65000 个节点的大网。

（7）高安全。ZigBee 提供了三级安全模式，包括无安全设定、使用接入控制清单（ACL）防止非法获取数据，以及采用高级加密标准（AES128）的对称密码，以此灵活确定其安全属性。

（8）免执照频段。在工业、科学和医疗（ISM）频段使用直接序列扩频，包括 2.4GHz（全球）、915MHz（美国）和 868MHz（欧洲）。

（9）强抗干扰功能。ZigBee 可在单一网络上支持数千部设备。ZigBee 的抗干扰性能远胜于蓝牙和 Wi-Fi，能与 Wi-Fi 等其他无线技术"和平"共存。

2. ZigBee 在医院的应用前景

基于 ZigBee 的无线传感器网络具有设备成本低、传输速率低、设备体积小、省电、网络自愈能力强等特点。ZigBee 最初以家庭自动化为切入点，通过在电灯、窗帘、空调、电视等装载 ZigBee 模块，用户可以在家中或通过家庭网关与电信网的结合远程对其进行无线控制。随着技术的不断发展，ZigBee 逐渐被广泛应用于家庭自动化、工业控制等物联网领域。其在医疗卫生领域同样具有广阔的应用前景，主要包括：

（1）医疗感知。被监护者在自己家中使用带有 ZigBee 模块的血压仪、心电图机、体温表、血糖仪、氧分压监测仪等医疗设备，如果相关数据超过临界值，就通过网关向医院物联网平台发送监测结果，由远程监护服务平台负责对脉搏等生理数据进行实时采集、显示和保存，其他监护信息如监护图像、安全设备状态等也可以传输到服务器上。医院监护中心和医生可以登录监护服务器查看被监护者的生理信息，也可以远程控制家庭 ZigBee 无线网络中的传感器和设备，从而在被监护者出现异常状况时，及时检测并采取抢救措施。被监护者的亲属等也可以登录监护服务器，随时了解被监护者的健康状况。医生在接到信息后可以进行诊断，然后将诊断结果、注意事项、治疗方法反馈给被监护者。同时，医院内部也可以以此进行生命体征数据监测。全无线传输使设备摆脱了电缆限制，在使用时更为灵活。人体携带可移动生理信号传感器终端，在网络的覆盖范围内活动，通过网络内的路由节点接入互联网或局域网。

（2）患者定位。患者定位一是用于具有一定危险、需要监控的对象，如精神病患者、传染病患者；二是用于容易走失或丢失的患者，如婴幼儿、儿童、高龄老人、失智老人等。定位包括院区内定位和社区内定位，在被监护者佩戴带有 ZigBee 模块的身份识别标签后，医院可以随时了解被监护者的活动区域。被监护者也可以通过随身装置向医护人员发出求救信号。

（3）员工定位。其主要用于定位保安、护理人员，使管理人员可以方便地了解员工的工作位置和状态。

（4）贵重物品定位。医院的贵重物品经常会被不同病区借用，在设备上安装带有 ZigBee 模块的电子标签后，管理人员可以方便地了解贵重医疗设备的放置场所，此类标签也可用于小型贵重物品的防盗。

（5）环境管理。医院机电设备在安装了带有 ZigBee 模块的传感器后，就可以实现对医院的水、电、气、空调、灯光、内外遮阳等环境的监测，并且进行自动控制与调节。环境传感监测包括空调风量检测、环境温度监测、光通量监测、环境湿度检测等，如对医院内路灯的启闭与灯光强度的调节可以采用基于 ZigBee 的光通量监测并控制信息传输。

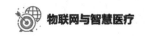

（6）无线呼叫。紧急呼叫按钮使用 ZigBee 模块可以免去布线，使施工周期大幅缩短，并且灵活布点。当突发公共卫生事件时，ZigBee 有助于呼叫大量抢救人员并进行定位管理，可以降低医疗风险，提高应急服务能力。

ZigBee 在医疗领域已进行了较多应用，虽然 ZigBee 网络技术领域目前还有许多热点问题需要研究，如安全传输、容错机制、自组织组网等，但 ZigBee 网络具有灵活性、容错性、高感知能力、低费用及快速布局等特点，这决定了其应用领域必将极为广阔，也必然会对医疗物联网技术的应用和发展产生巨大而深远的影响。

2.1.2　Wi-Fi 技术

Wi-Fi 的英文全称为 Wireless Fidelity，中文译为无线保真，在无线局域网的范畴是指"无线相容性认证"，其实质上是一种商业认证，同时也是一种无线联网技术，以前通过网线连接计算机，现在则是通过无线电波来联网。常见的情况是，有一个无线路由器，在这个无线路由器电波覆盖的有效范围内都可以采用 Wi-Fi 进行联网。如果无线路由器连接了一条 ADSL 线路或其他上网线路，那么又被称为"热点"。

Wi-Fi 技术即 IEEE 802.11b/g，被广泛应用于无线局域网，近几年发展得非常迅速，常见的无线路由器速率多为 54Mbps 及 108Mbps，下一代标准制定的最高传输速率可达 6.7Gbps。

Wi-Fi 的优点如下。

第一，无线电波覆盖范围广。基于蓝牙的电波覆盖范围较小，其半径只有约 15m，而 Wi-Fi 的半径则可达 100m。目前，Wi-Fi 的通信距离已进一步扩大。

第二，虽然由 Wi-Fi 传输的无线通信质量不是很好，数据安全性能略逊于蓝牙，传输质量也有待改进，但其传输速率较高，可以达到 54Mbps（根据 IEEE 802.11n，其可以达到 600Mbps），符合个人使用和社会信息化的需求。

第三，厂商进入该领域的门槛较低。厂商只要在机场、车站、咖啡店、图书馆等人员较密集的地方设置"热点"，并通过高速线路将互联网接入上述场所，"热点"所发射的电波就可以覆盖以接入点为中心，半径数十米至一百米的范围，用户只要将支持 WLAN 的笔记本电脑或智能手机拿到该区域内，即可高速接入互联网，也就是说，厂商不用再耗费资金进行网络布线，节省了大量成本。

在医疗领域，该技术除了作为连接医院的工作站的一种局域网技术，还主要用于连接与物联网配合使用的移动设备，例如，移动护理 PDA、移动医生工作站。目前，比较新的平板电脑也需要以该技术为网络基础。

Wi-Fi 在医院应用的初期遇到的最大的质疑和障碍就是安全性，其主要包括两个方面：网络对患者健康的影响和网络对医疗设备的影响。世界卫生组织（WTO）的研究表明，Wi-Fi 的频率较低，功率较小，仅为人体从收音机和电视吸收的辐射的 1/4。这样微弱的射频信号不会对人体健康造成不良影响。

英国药品和健康产品管理局（MHRA）的研究指出，计算机无线网卡（GPRS 除外）、无线电话、Wi-Fi 系统，以及蓝牙等系统，不会形成明显的电磁干扰（EMI）。在绝大多数情况下，其不会对医疗设备造成影响，但从安全角度建议其应与医疗设备保持 1m 的间距。

2.1.3　5G 通信技术

第五代移动通信技术（5th Generation Mobile Networks、5th Generation Wireless Systems 或 5th-Generation，简称 5G 或 5G 技术）是最新一代蜂窝移动通信技术，也是继 2G（GSM）、3G（UMTS、LTE）和 4G（LTE-A、WiMAX）系统之后的延伸。

5G 的性能目标是高数据传输速率、减少延迟、节省能源、降低成本、提高系统容量和实现大规模设备连接。该技术的特点是覆盖范围广、带宽大，

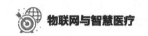

实现了真正的移动宽带，能够传输较高质量的视频、语音，也拥有较多的设备制造商。

5G与早期的2G、3G和4G一样，都是移动网络，但同时其又是数字蜂窝网络。在这种网络中，供应商覆盖的服务区域被划分为许多被称为"蜂窝"的小地理区域，表示声音和图像的模拟信号在手机中被数字化，通过模拟数字转换器转换为比特流传输。"蜂窝"中的所有5G无线设备通过无线电波与"蜂窝"中的本地天线阵和低功率自动收发器（发射机和接收机）进行通信。收发器通过公共频率值分配频道，这些频道可以在地理上分离的"蜂窝"中重复使用。本地天线通过高带宽光纤或无线回程与电话网络和互联网连接。与手机相似，当用户从一个"蜂窝"穿行到另一个"蜂窝"时，他们的移动设备将自动"切换"使用新"蜂窝"中的天线。

5G通信技术在医疗物联网中主要用于远程家庭监护、远程医疗、远程视频会诊、远程手术示教等。

2.1.4 蓝牙技术

蓝牙是一种支持设备短距离通信（一般为10m内）的无线电技术。能在手机、PDA、无线耳机、笔记本电脑、相关外部设备等间进行无线信息交换。利用蓝牙技术能够有效简化移动通信终端设备之间的通信，也能够成功简化设备与互联网之间的通信，使数据传输变得更加迅速和高效，为无线通信拓宽道路。蓝牙采用分散式网络结构，以及快跳频和短包技术，支持点对点和点对多点通信。

蓝牙技术是一种无线数据与语音通信的开放性全球规范，其以低成本的近距离无线连接为基础，为固定设备与移动设备通信环境建立了特别连接，其程序存储在一个9mm×9mm的微芯片中。例如，如果把蓝牙技术引入手机和平板电脑，就可以省去手机与平板电脑之间的连接电缆，通过无线使二者建立通信。打印机、PDA、计算机、传真机、键盘，以及其他所有数字设备都可以成为蓝牙系统的一部分。此外，蓝牙技术还为已存在的数字网络和外部设备提供了通用接口，以便于组建一个远离固定网络的个人特别连接设备群。

蓝牙在全球通用的 2.4GHz ISM 频段工作。蓝牙的数据传输速率为 1Mbps。时分双工方案被用来实现全双工传输，遵循 IEEE 802.15。

ISM 频段是对所有无线电系统都开放的频段，因此，如果使用其中的某个频段，就会遇到不可预测的干扰源，例如，某些家用电器、手机等都可能成为干扰源。为此，蓝牙特别设计了快速确认和跳频方案，以确保链路稳定。其中涉及的跳频技术是把频带分成若干个跳频信道（Hop Channel），在一次连接中，无线电收发器根据一定码序列及一定规律（技术上叫作伪随机码，即假的随机码）不断从一个信道"跳"到另一个信道，只有收发双方能够按照这个规律进行通信，其他干扰源无法按照同样的规律进行干扰。跳频的瞬时带宽较窄，但使用扩展频谱技术可以使这个窄带宽成百倍地扩展为宽频带，使干扰源可能造成的影响降到最低。

与其他工作在相同频段的系统相比，蓝牙的跳频更快，数据包更短，这使蓝牙比其他系统都更加稳定。前向纠错（Forward Error Correction，FEC）的使用抑制了长距离链路的随机噪声。同时，应用了二进制调频（FM）技术的跳频收发器可用来抑制干扰和防止衰落。

蓝牙基带协议是电路交换与分组交换的结合。在被保留的时隙中可以传输同步数据包，每个数据包以不同的频率发送。一个数据包在名义上占用一个时隙，但在实际中可以被扩展到占用 5 个时隙。蓝牙支持异步数据信道，可以同时支持多达 3 个同步话音信道，还支持使用一个信道同时传送异步数据和同步话音。每个话音信道支持 64kbps 同步话音链路。异步信道支持一端最大速率为 724kbps，另一端速率为 57.6kbps 的不对称连接，同时也支持 43.2kbps 的对称连接。

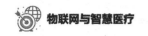

2.2 识别技术

完整的自动识别计算机管理系统一般由自动识别系统（Automatic Identification System，AIS）、应用程序接口（Application Programming Interface，API）或中间件（Middleware），以及应用系统软件（Application Software）组成。

识别技术可分为通过物联网实现物物相连（识别所有物品是实现物联网的基础）、条码技术和 RFID 技术。其中，后两种技术一直是物联网应用中理想的识别技术方案，在医疗物联网领域同样有着非常多的应用。

2.2.1 条码技术

条码技术的核心是条码符号。条码符号由一组排列规则的条、空，以及相应的数字字符组成，这种以条、空组成的数据编码可以供机器识读，而且很容易译成二进制数和十进制数。这些条和空可以有各种组合方法，组成不同的图形符号，即各种符号体系，也称码制，不同码制的条码适用于不同的应用场合。

20 世纪 70 年代，国外超市开始广泛使用条码，继而发展到每家杂货店都开始使用条码，以便于 POS（Point-Of-Sale）扫描。仓储商店和其他零售商店更是不甘落后，以致"POS+条码扫描器"成为所有零售商店必不可少的设备。20 世纪 80 年代初，美国国防部要求对其交货的产品都要有条码，这一举措推动了产品制造商不仅在车间现场，甚至在车站和码头都开始使用条码。

目前，条码还广泛应用于考勤报表、生产过程、库存控制及其他应用领域。条码在仓库管理中的作用越来越大，可用于收货、理货、检货和包装管理等。

为降低成本和提高生产效率，几乎所有行业都采用了条码技术，例如，零售业将其用于仓储和运输部门自动化，取得了较好的经济效益。条码也广泛用于物品跟踪，例如，图书馆和档案馆的图片和文档编目、文档管理，对危险废料的跟踪，对包裹的跟踪和车辆控制与识别等。

目前，使用频率较高的几种码制是 EAN 码、UPC 码、EAN-128 码、25 码和 39 码。其中，EAN 码是国际通用符号体系，是一种定长、无含义的条码，主要用于商品标识；UPC 码主要在北美地区使用；EAN-128 码是由国际物品编码协会和美国统一代码委员会联合开发、共同采用的一种特定的条码符号，是一种连续、非定长、有含义的高密度代码，用以表示生产日期、批号、数量、规格、保质期、收货地点等多种商品信息。另外，还有一些码制主要用于满足特殊的应用需求，如库德巴码用于血库、图书馆、包裹跟踪管理等；25 码用于包装、运输，以及国际航空系统为机票进行顺序编号；39 码是第一个字母数字型条码，其密度较高。

上述条码都是一维条码，所携带的信息量有限。例如，EAN-13 码仅能容纳 13 位阿拉伯数字，更多信息只能以商品数据库的记录进行存储，一旦离开了预先建立的数据库，这种条码就失去了意义，因此，在一定程度上，条码的应用范围也受到了限制。基于上述原因，在 20 世纪 90 年代，二维条码被发明出来。二维条码主要有 PDF 417 码、Code 49 码、Code 16K 码、Data Matrix 码、Maxi Code 码等。从结构上讲，二维条码分为两类，一类由矩阵代码和点代码组成，被称为棋盘式二维条码或点矩阵式二维条码，其数据以二维空间的形态编码；另一类包含重叠的条码符号或多行条码符号，被称为堆积式二维条码或层排式二维条码。

相较于一维条码，二维条码具有自带数据文件、信息容量大、安全性高、读取率高、错误纠正能力强等特性，这也是二维条码的主要特点。二维条码由于自带数据文件，不需要依赖数据库，故而能实现对物品的描述。

在使用时，条码符号被红外线或可见光源照射，深色的条吸收光，浅色的空将光反射回扫描器。扫描器将光的反射信号转换为电子脉冲，模拟出条码的条空格式。译码器使用数学算法将电子脉冲转换为一种二进制码，然后将译码后得到的信息传送给手持机、PC、控制器或计算机主机。译码器也可能与扫描器内接或外接。扫描器使用可见光和红外线发光二极管（LED）、氦氖激光或固态激光二极管（可见光和红外线）光源来识读这种符号。一些扫描器只有近距离或接触才能识读符号，另一些则可以从几米外的地方识读符号。一些扫描器是固定式的，另一些则是手持式的。在大多数情况下，其通过移动式或固定式光束照射符号，其中，一些具有二维 CCD 管组的扫描器能够如同照相一样，一次"看到"整个条码。二维 CCD 扫描器能够多方位地识读所有符号。每种类型的扫描器都有自己的优势，但如果想要从一个条码系统中获得最大的利益，扫描器就需要适合应用的要求。

2.2.2　RFID 技术

RFID（Radio Frequency Identification）是一种非接触式的无线射频自动识别技术，也被称为电子标签技术，有时也称 RFID 技术或 RFID 射频技术，其通过射频信号自动识别目标对象并获取相关数据，识别过程无须人工干预，可应用于各种恶劣环境。

最基本的 RFID 系统由以下三部分组成。

（1）标签：一种内含无线电技术的芯片，可用来记录一系列信息，如产品类别、位置、日期等。

（2）阅读器：读取、写入标签信息的设备。

（3）天线：在标签和阅读器间传递射频信号。

典型的 RFID 系统包括 RFID 电子标签、天线读写器、应用接口、中间件软件、传输网络、业务应用与管理系统等。RFID 电子标签依附在物体上，相当于物体的身份证，上面记载着物体的信息。天线读写器具有向 RFID 电子标签写入和读取信息的能力；应用接口或中间件软件能够完成对 RFID 电子标签中的数据信息的收集；传输网络能够实现数据传送，根据天线读写器终端的功能需求，可以采用多种传输方式，如以太网、WLAN、CDMA 等；业务应用与管理系统可实现对 RFID 标志物的有序管理，相当于对物体进行档案管理。

RFID 技术最大的优点就在于非接触，因此在进行识别工作时无须人工干预，就能够实现自动化，而且不易损坏，可以识别高速运动物体，并可以同时识别多个 RFID 电子标签，操作快捷方便。RFID 电子标签不怕油污、灰尘污染等，在短距离的环境中，RFID 电子标签可以替代条码。RFID 系统的识别距离由许多因素决定，如传送频率、天线的形状和大小等。

RFID 电子标签有被动型和主动型（带电池）两种。被动型标签不带电池，其通过从射频电波中获取能量来工作，体积小巧，但是发射距离一般只有几厘米至几十厘米。主动型标签携带电池，发射功率大，发射距离可达几十米，甚至几百米。RFID 电子标签的形状和大小也有很多种，如为动物设计的、可植入的标签只有一颗米粒大小；而为远距离通信（甚至为全球定位系统）设计的大型标签，其大小如同一部手机。RFID 电子标签可以根据不同的应用需求，制成不同的形状和大小。

目前，最新的有源 RFID 技术的优点在于，其不仅可以识别高速运动的物体，还具有读取距离大、数据加密、有效跟踪物体流动路径、可以与传感器使用等优异性能，在医疗物联网中具有非常多的应用，如兼备定位、呼叫、对讲、监测的 RFID 多功能腕带在对急重症等特殊患者的管理中的应用，基于 Xtive RFID 的贵重医疗移动设备的追踪管理，基于 RFID 的手术包流程跟踪溯源管理，各类传感技术在医院洁净手术部等领域的综合应用，中距 RFID 在医院治疗室和感染性疾病科门禁管理的应用，基于 Xtive RFID 的重点患者（如老年患者、失智老人、传染病患者、患病儿童）定位管理、母婴管理、新生儿防盗、急诊患者管理、患者电子钱包与院内自助消费等。

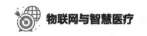

2.3　传感技术

传感技术利用电子设备将各种物理世界的信息转换成信息系统可以处理的信息。在医疗物联网中，传感技术主要应用于监测环境温湿度、各类生物特征。目前，传感技术已经发展得较为成熟，成了一门学科。传感技术应用于物联网的感知层，是物联网的关键基础技术之一。但是在物联网范畴内，更重要的是如何组织和应用现有的传感技术，以及如何采集、利用传感器传来的信息。随着医疗技术的进步，医疗领域使用的各种传感技术也在不断进步，最先进的传感器已经可以实现纳米级传感。现有的成熟传感技术与通信技术相结合，形成了许多新的物联网应用，它们在医院管理和诊疗过程中可以发挥重要作用。

医疗传感技术应用于生命体征监测，可以改变目前临床体温、脉搏、心电等监测的方式，既降低了传统医疗设备费用，又使患者能够在院区内，甚至在家庭、社区内完成医疗监测；消毒供应中心运用物联网技术进行信息化管理，不仅使工作更加高效、准确、便捷，还可以实现无纸化作业，对有效控制再生手术器械感染起到重要作用；具备跟踪定位、呼叫、对讲、体温监测等功能的新型腕带的应用，可以提高患者安全管理水平，加强对急危重症患者的监控和管理，提高救护过程的效率；在应用于 SARS 等传染病时，可以减少患者之间、患者与医护人员之间、医务人员之间的交叉感染。无线传感技术的广泛应用将改变现有的医疗、护理、资产管理等工作模式。

基于传感技术对环境监测进行管理的物联网应用还包括各类传感技术在医院洁净手术部等领域的综合应用；基于传感技术的环境监测（含水、电、气、空调、灯光、内外遮阳、消防、数字监控等领域，涉及空调风量监测、环境温度监测、光通量检测、电能耗监测、环境湿度检测等）；在医院楼宇智能控制中的应用；医疗物联网信息发布系统等。

2.4　信息处理技术

物联网的应用使网络中的信息呈现爆炸式增长,新增了无数传感器和数据节点,这已不是原有的互联网所能承受的了。所以,物联网的发展是以更先进的信息技术为基础的,其中主要包括云计算技术、分布式数据库技术、嵌入系统技术。

1. 云计算技术

云计算的特点是基于虚拟化技术快速部署资源或获得服务;实现动态的、可伸缩的扩展;按需求提供资源、按使用量付费;通过互联网提供海量信息处理,用户可以方便地使用;形态灵活,"聚散自如";减少用户终端的处理负担,降低用户对 IT 专业知识的依赖。

"云物联"是最近提出的概念,其主要解决物联网所产生的海量数据的存储、检索和再利用问题,提出了新的网络运营模式,如 MaaS(M2M as a Service)、MMO、Multi-Tenants（多租户模型）,为未来的物联网应用发展提供了空间,即通过与 WVNO/MMO 运营商,以及基于与虚拟化云计算技术、SOA 技术等的结合,实现物联网的泛在服务（TensorFlow as a Service,TaaS）。

医疗物联网可以以新的模式促进医疗信息化的进一步发展,利用新的信息技术,充分体现物联网提供的信息价值和技术支撑能力,全面优化和提升医疗服务能力。例如,如果想要以地区为单位进行床位管理,那么可以充分利用地区内的医疗资源,如利用"云物联"技术,在不同医院之间传递患者住院期间的各种病理数据,即便患者在不同医院住院,也可以由同一个医生来主治,并按照统一的标准护理。这样既可以解决部分医院床位紧张的问题,又可以实现医生资源的充分利用,还可以促进医护分离的新型医疗经营模式创新发展。

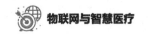

2. 分布式数据库技术

分布式数据库技术可以很好地解决海量数据的并发处理问题,特别是在物联网中,可以使大量的传感数据和业务处理数据均匀地分布在不同的服务器上,使不同的服务器能够协同工作,防止个别服务器负担过重,影响整体系统的性能。

目前,分布式数据库技术已经发展得比较成熟,对于医疗物联网来说,其主要任务是处理好大量并发数据的均衡负载,防止数据溢出和阻塞。

3. 嵌入式系统技术

嵌入式系统技术是随着移动通信设备的大量普及而产生的。嵌入式系统的特点是系统耗电量小、体积小、专用性强。

在医疗物联网的部署过程中,许多移动设备需要配备小型操作系统,所以嵌入式系统技术也成为医疗物联网的一个基础技术。例如,进行移动护理的护士可以手持 PDA 盘点物资。

在医疗物联网中应用的嵌入式系统有两类,二者对稳定性的要求有所不同,一类是和诊疗流程相关的设备,如护士的 PDA、小型诊断监测设备,这类系统与患者的及时准确诊疗直接相关,甚至关乎患者的生命安全,这类设备对于稳定性和安全性的要求较高,所以应用于其上的嵌入式系统需要经过严格的测试。另一类是与非诊疗流程相关的设备,如医院的手持设备、物资盘点设备,应用于其上的嵌入式系统只需要满足一般的商业产品要求即可。

2.5　医院实施应用

物联网技术以其终端可移动性、接入灵活方便等特点,在医院的应用中彻底打破了医院的固定组网方式和各科室信息管理系统较为独立的局限性,使医院能够更加有效地提高管理人员、医生和护士的工作效率,协调相关部门有序工作，进一步提高医院整体信息化水平和服务能力。

在医疗领域，由于条码技术很难满足医院对于个体追溯的需求，因此 RFID 技术应用于医疗领域势在必行。未来，医疗行业的 RFID 技术应用特征是需求全面增加，各医院在共同需求（如在住院患者腕带系统中使用 WLAN 技术）提高的同时，还将体现出多样性与兼容性。同时，随着 RFID 技术成本的进一步降低，其与条码技术相比，优势将更加突出。RFID 技术将会逐步取代现有的条码技术，并且在医疗领域得到更广泛的应用。

第 3 章

物联网在医疗卫生领域的应用基础设施

3.1 概述

信息化已经成为我国医院现代化建设的主要目标和核心任务。卫生信息化在提高医疗系统管理水平、降低医疗成本、减少医疗差错、提高医疗服务效率上，发挥了显著的支撑和引领作用。

医疗物联网是卫生信息化建设中的重要一环，是提高医院管理水平的重要基础设施，是实现医疗管理精、深、准的新起点。例如，通过对药品的条码管理，实现对药品的采购、入库、出库、配药、使用的一条龙管理；通过 RFID 电子标签确定患者身份、自动采集护理信息、监控治疗、预防手术差错；通过就诊卡实现对医疗流程的全程管理。医疗工作是以患者为中心开展的，所以物联网的功能和作用也应是围绕着患者设置和生效的。

物联网的实施依靠的是基础设施的建设和管理。基础设施包括哪几个方面，由哪些要素构成，有哪些分工，应着力解决哪些问题，是本章要阐述的主要内容。

3.2　物联网的系统构成

3.2.1　DCM 架构

目前，各应用领域对物联网的理解和诠释不一，但对于医疗行业的物联网的系统构成基础架构，普遍认为应包含三个方面：末端感知识别设备或子系统、通信网络连接系统，以及管理和应用系统。一般将其总结为 DCM，即 Device（设备）、Connect（连接）、Manage（管理）。

3.2.2　医疗卫生领域的物联网 DCM 关系

我们可以遵照通俗的定义，将物联网的架构概括为三层：感知层、通信网络层和管理应用层。

第一个层面是全面感知，就是将物（对象）智能化，对其进行识别或数据采集。医疗卫生领域的感知层不仅为没有生命特征的物（如药品、耗材、设备等）赋予了可识别的、为人们所用的数据特征，也将具有生命特征的各种对象和其行为纳入了感知识别范围，例如，医生、患者、行业人员，甚至各种行业行为。感知层处于三层架构的最底层，是物联网最基础的连接和管理对象。

第二个层面是可靠传递，通过现有的、已经建成的有线和无线通信网络可靠传输信息。有线和无线通信网络为医院多种业务提供支持，当然，也可以根据行业的特殊需要构建专用网络。

第三个层面是智能处理，对采集的数据进行处理，通过各种中间件和系统平台实现应用管理和服务。

这三层架构的划分也代表了物联网价值链三个环节所包含的软硬件构成

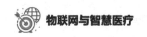

要素。在医疗卫生领域，我们要多利用已经建成的比较成熟的资源，结合行业特点进行规范和创新，在硬件末端、通信层、中间件层和应用层，以及垂直的相关行业中，找准生态链中的位置。

3.3 感知层

无处不在的末端，包括 RFID 电子标签、传感、实时定位、条码等，是物联网的数据来源，而身份识别是其中重要的基础功能。

3.3.1 RFID 单元和感知设备

RFID 技术是物联网的核心技术之一，是一种基于电磁理论的非接触式自动识别技术，其利用射频信号的空间耦合或反射的传输特性，实现对物体的自动识别和对数据的获取。最简单的 RFID 系统由 RFID 电子标签和读写器组成，RFID 电子标签是识别单元，读写器是感知设备。当带有 RFID 电子标签的物品通过读写器读写时，RFID 电子标签被读写器激活，其携带的信息通过无线电波传送到读写器中，读写器接收信息，完成自动采集工作。

RFID 技术比其他技术识别更准确，识别距离更广，受环境影响最小，保密性更强，可同时识别多个对象。

RFID 是医疗卫生领域的核心感知单元，应用非常广泛，其颠覆了传统的"医疗人工化"概念，比如，对药品、低值耗材和医疗设备进行防伪、跟踪；造就了电子纱布等此前从未设想过的医疗用品；同时可用于患者信息记录和跟踪，降低错误率等。随着医疗物联网规模化的推进，以及 RFID 技术的不断突破，其应用将会有更广阔的前景，带给我们无法想象的巨大的社会效益和经济效益。

通过 RFID 技术的推进，以及 IC 卡的应用来实施物联网的起步应用，可推进其在检验检疫、病原追溯方面的应用。另外，在公共卫生领域，如安全生产管理（药品、食品、医疗器械等），通过应用 RFID 技术建立现代化的医疗供应链体系，如现代医疗物流体系、药品防伪和追踪、食品安全监管与追溯等。

利用 RFID 技术识别患者身份、读取医疗信息，可对特殊人群实施管理。例如，对老幼的健康管理、对传染病的防控管理，以及对糖尿病、艾滋病等慢性病患者的管理等。同时，使用 RFID 技术将进一步推进中国电子病历的发展和应用。

3.3.2　智能卡

智能卡是一张封装了集成电路芯片的塑料卡片，可用于存储和处理数据。非接触式智能卡使用非接触式的读写技术进行读写，其内嵌芯片除存储单元和控制逻辑外，还增加了基于 ISO/IEC 14443 的射频收发电路。

智能卡的主要特点如下。

（1）具有大容量的个人信息存储空间。

（2）芯片具有硬件和 COS（China Operating System）的双重保护，确保智能卡不被篡改，保证其安全。

（3）具有电子签名功能，能够有效地进行持卡人身份识别和认证。

（4）智能卡与 RFID 技术使卡片与物品、人、系统可以进行无障碍互动，保障了医疗信息的实时传递和储存。

（5）智能卡与互联网无线技术的结合，突破了远程传递信息功能的时间与空间限制。

基于上述特点，推广智能卡及相关读写终端设备是医疗卫生领域的物联网应用实现的最初和最基础的切入点。目前，各医院陆续推出的与医院门诊系统

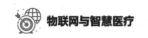

相匹配的就医卡，大多数仍是安全性不高、信息量少的磁条卡，随着 RFID 电子标签的推出，以及医疗机构执业许可证等智能卡产品的建设，智能卡在医疗行业的应用范围将得到拓展。

3.3.3 传感识别和传感网

传感技术、计算机技术与通信技术被并称为信息技术的三大支柱。根据仿生学的观点，如果把计算机看作处理和识别信息的大脑，把通信系统看作传递信息的神经系统，那么传感器就是感觉器官。

传感技术是关于从自然信源获取信息，并且对之进行处理和识别的一门多学科交叉的现代科学与工程技术，其涉及传感器、信息处理和识别的规划设计、开发、制造、测试、应用及评价改进等活动。获取信息依靠各类传感器，如具有各种物理量、化学量或生物量的传感器。按照信息论的凸性定理，传感器的功能与品质决定了传感系统获取自然信息的信息量和信息质量，是构造高品质传感技术系统的一个关键。信息处理包括信号的预处理、后置处理、特征提取与选择等。信息识别的主要任务是对经过处理的信息进行辨识与分类，利用被识别对象与特征信息间的关联关系模型，对输入的特征信息集进行辨识、比较、分类和判断。因此，传感技术遵循信息论和系统论的相关定理和准则，其中包含众多高新技术，被众多产业广泛采用。同时，传感技术也是现代科学技术发展的基础条件，应该受到足够的重视。

微型无线传感技术，以及使用此技术组建的传感网是在医疗物联网感知层使用的重要技术手段。

感知层由传感器和部分与传感器连成一体的传感网（无源传感器）组成，处于三层架构的最底层，也是医疗物联网最基础的连接和管理对象。

能够为医疗行业所用的传感器种类很多，这里仅列举部分进行介绍。

（1）光纤传感器：将来自光源的光经过光纤送入调制器，使待测参数与进入调制器的光相互作用，从而使光的光学性质发生变化，形成被调制的信号光，而后经过光纤送入光探测器，经解调获得被测参数，此时，其适用于对磁、声、压力、温度、加速度、陀螺、位移、液面、转矩、光声、电流和应变等物理量进行测量。

（2）纳米传感器：运用纳米技术制造的传感器，其应用领域为生物、化学、机械、航空、军事等。

（3）图像传感器：一种利用光电器件的光电转换功能，将其感光面上的光像，转换为与光像成相应比例关系的电信号"图像"的功能器件，其广泛用于自动控制和自动测量领域，尤其适用于进行图像识别的红外线传感器（利用红外线的物理性质进行测量的传感器），常用于无接触温度测量、气体成分分析和无损探伤，在医学、军事、空间技术和环境工程等领域应用广泛。

（4）超声波传感器：利用超声波的特性研制而成的传感器，广泛应用于工业、国防、生物医学等领域。

（5）激光传感器：利用激光技术进行测量的传感器，广泛应用于国防、生产、医学等领域，同时可用于非电量测量等。

（6）MEMS 传感器：其包括硅压阻式压力传感器和硅电容式压力传感器，二者都是在硅片上生成的微机械电子传感器，广泛应用于国防、生产、医学等领域，同时可用于非电量测量。

（7）半导体传感器：利用半导体材料的各种物理、化学和生物学特性制成的传感器，适用于工业自动化、遥测、工业机器人、家用电器、环境污染监测、医疗保健、医药工程和生物工程领域。

传感器解决的是"上行"的感知和监测问题，如果想要实现控制，那么还需要借助"下行"的执行器（如阀门等），才能实现完整的"管控一体化"。传统的传感器（包括执行器）是医疗物联网产业的一个关注点。

传感网研究人员一般将传感网和传感器等同于感知层对待。传感网既然是"网"，本应属于传输层，但有些和传感器合为一体的传感网却应属于感知层，

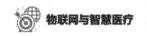

因此也有说法认为，传感网应介于传输层和感知层之间。环境传感网（Environmental Sensor Networks，ESN）、物体传感网（Object Sensor Networks，OSN），以及 VSN、BSN 等都属于"二合一"的感知层。此外，RFID 其实也是传感器和传感网"二合一"的技术和应用。

3.3.4　实时定位

实时定位（Real-Time Locating System，RTLS），是基于无线（短距离）通信手段跟踪和确定物体位置信息的各种技术和应用的总称，主要用于室内定位。

在医疗单位运行 RTLS 是医疗物联网建设的基础，通过 RTLS 可以延伸出很多与人、设备等相关的应用。其中，具有代表性的解决方案如基于 Wi-Fi 技术和基于 ZigBee 技术实现诸如母婴管理、特殊患者管理、医院特殊重地管理、医疗设备管理、特殊药品监管等。

位置服务（Location Based Service，LBS）作为医疗物联网系统应用的基础功能之一，将会发挥越来越重要的作用。LBS 是多种技术融合的产物，包括设备、定位、通信网络、服务与内容提供商。

3.3.5　激光扫描识别单元和感知设备

激光扫描是目前各界广泛使用的物体识别手段。

激光扫描技术的基本原理是：当激光光束对被测物体进行扫描时，在光学系统给定的有效扫描区域内，被测物体对扫描光束的遮挡起到光强调制的作用。当扫描器对被测物体进行高速扫描时，会产生一个光强调制信号，这个光强调制信号携带了被测物体的相关特征信息，接收器通过光电变换将光强调制信号变成电信号，再经过电路系统和计算机系统实时处理，就可以得到测量结果。

目前,应用最广的激光扫描技术是条码技术,在射频技术受到成本抑制时,一维条码和二维条码被广泛应用于记录物体信息和自动识别。其中,二维条码因其信息容量大、可靠性高、保密防伪性好、体积小、成本低、易于制作,已被各行业广泛应用。

3.4　通信网络层

通信网络是一种使用交换设备、传输设备,将地理上分散的用户使用终端设备互连起来,从而实现通信和信息交换的系统。

通信最基本的形式是在点与点之间建立通信系统,但只有将许多通信系统通过交换系统按一定拓扑结构组合在一起,才能称之为通信。换一种说法,有了交换系统,才能使某一地区内任意两个终端用户相连,才能组成通信网络。

通信网络由用户终端设备、交换设备和传输设备组成。交换设备间的传输设备被称为中继线路,用户终端设备至交换设备的传输设备被称为用户路线。

医疗物联网的网络层和一般的行业应用没有太大差别,其仍是建立在现有通信网络、互联网和广电网的基础上,将感知层采集的信息通过各种接入设备与网络相连,实现信息的传输,其中包括所有有线和无线、长距离和短距离、宽带和窄带通信系统。无处不在的网络是物联网的基础设施。

3.4.1　有线通信网络

有线通信技术可分为相对短距离的现场总线和中长距离的可支持 IP 的网络。

现场总线(一般属于窄带网)作为有线通信技术的重要技术类别,拥有十多种主流标准,这是为了满足节能、减排、工业信息化、市政建设、楼宇建设等领域的需要而形成的，并且这些标准已经在这些领域得到广泛应用，具体体现为应用在 RTU、DTU、PLC、DCS 等控制器，以及传动装置（Actuator）或通信模块中，是物联网应用的主要通信手段之一。在已经存在且应用比较成熟的"物物相连"的世界里，基于现场总线的系统的总体规模可能是最大的。

中长距离的可支持 IP 的网络主要有 PSTN、ATM、ADSL 和 HFC 数字电视 Cable 等，现有的电信网络、有线电视网络和计算机网络是物联网业务可以利用的网络资源，其中，电信网络是连接范围和覆盖范围最广的公用网络。

3.4.2　无线通信网络

无线通信网络提供了一种使用无线多址信道的有效方法来支持设备之间的通信，为通信的移动化、个人化和多媒体化应用提供了潜在的手段。一般来说，凡是采用了无线传输的网络，都可以被称为无线通信网络。

无线通信网络具有安装便利、使用灵活、经济节约、易于扩展等诸多优点，被广泛应用。常有的无线通信网络技术为红外线通信技术、蓝牙、GPRS、3G、TD-LTE。远程医疗监护网络就是一个应用实例。

3.4.3　网络平台

有线通信将来会成为物联网产业发展的主要支撑,但无线通信也是不可或缺的。目前，业界在谈论物联网时，往往对无线通信谈论得较多，RFID 技术、传感网、3G 等都属于无线通信的范畴。现在，上述两种通信方式对物联网产业来说可能处于同等重要的地位，能够起到互相补充的作用。例如，医疗信息等业务大部分还是使用有线通信网络，而智能医疗等领域则以大量无线通信网络为主。也有局部使用无线通信网络，在跨专业、跨地域时使用有线通信网络的架构方式，反之亦可。

1. 网络平台部署方式

通用的网络平台部署方式有以下 4 种。

（1）私有物联网（Private IoT）：一般面向单一医疗卫生机构内部提供服务，可能由机构或其委托的第三方实施和维护，主要存在于机构内部（On Premise）内网（Intranet），也可以存在于机构外部（Off Premise）。

（2）公有物联网（Public IoT）：基于互联网（Internet）向公众或大型用户群体提供服务，一般由机构（少数情况会委托第三方）运维。

（3）社区物联网（Community IoT）：向一个关联的"社区"或机构群体（如卫生局）提供服务。可能由 2 个或 2 个以上机构协同运维，主要存在于内网和专网（Extranet / VPN）中。

（4）混合物联网（Hybrid IoT）：是上述 2 种或 2 种以上物联网的组合，但后台有统一运维实体。

2. 唯一地址

如果想要使用户能够通过网络平台访问物体，实现真正的物物相连，就要给每个物体分配一个地址，使其与网络相连，进行信息交换和通信。

1）建立丰富的物联网码号资源

可以根据物联网发展的不同阶段，以及联网物体的数量差别，分配不同的码号资源，分阶段推进码号资源建设。随着用户规模的发展，我们可以为医疗行业特殊专业领域搭建专属网元设备，采用专属码号方案来提供高质量的网络保障。

2）IPv6：丰富的网络地址资源

IPv6（Internet Protocol Version 6）是用于替代现行版本 IP 协议（IPv4）的下一代 IP 协议。IPv4 存在的最大问题是网络地址资源有限。在这样的环境下，IPv6 应运而生。IPv6 所拥有的地址容量是 IPv4 的约 8×10^{28} 倍，达到 $2^{128}-1$ 个。

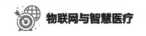

3.5　应用管理层

应用管理层主要包含应用支撑平台子层和应用服务子层。其中，应用支撑平台子层用于支撑跨行业、跨应用、跨系统的信息协同、共享、互通；应用服务子层主要包括智能医疗等行业应用。

应用管理的关键是把现有的智能物件和子系统连接起来，实现应用大集成和"管控营一体化"。

应用管理层要实现的三大功能为：①基于数据大集成的上行数据采集，实现对物的检测；②下行指令下发，实现对物的控制，以监测为主、控制为辅；③实现数据大集成后的数据存储管理和数据挖掘。

管理和应用软件是物联网产业链条中的关键因素，是其核心和灵魂。物联网软件包括 M2M 中间件和嵌入式 Edgeware 软件网关、实时数据库、运行环境和集成框架通用的基础构件库，以及行业化的应用套件等。通用基础功能包括远程监测、自动报警、控制、诊断、维护，以及与 ERP/CRM/OA/MES/SCM系统的总体大集成等。

应用管理层包括各种集成中间件和应用软件，以及物联网门户系统。其中，应用软件和中间件是重点。

3.5.1　中间件

很多人对中间件这个概念比较陌生，中间件是与操作系统、数据库并列的以三足鼎立形式存在的基础软件，除 OS、数据库和直接面向用户的客户端软件外，凡是能批量生产的、高度可复用的软件都是中间件。

服务器端中间件被称为物联网业务基础中间件，一般都基于传统的中间件（如应用服务器、ESB/MQ 等）构建，同时加入设备连接和图形化组态展示等模块。

嵌入式中间件是一些支持不同通信协议的模块，是保障运营环境的基础。

3.5.2　数据管理和云计算

随着医疗物联网的建设不断推进，面对庞大的、种类繁多的数据，云计算将是进行有效数据管理的重要技术手段。

云计算（Cloud Computing）通过网络将庞大的计算处理程序自动分拆成无数个较小的子程序，再将子程序交由多部服务器所组成的庞大系统，经搜寻、计算分析之后，将处理结果回传给用户。通过这项技术，网络服务提供者可以在数秒之内处理数以千万计，甚至数以亿计的信息，提供和超级计算机同样强大效能的网络服务。

云计算为服务器端数据中心提供支撑，实现数据大集成并提供在线后台运维服务。

云计算为不同的行业数据解决了处理"量"的问题，但是同其他行业应用一样，没有标准的数据交换标准将是医疗物联网发展面临的一大瓶颈。数据交换标准是物联网大集成应用的核心。

建立行业规范和进行资源整合是医疗物联网的发展核心，如果说关键技术是"点"的问题，那么行业规范和资源整合就是"面"的问题，不能以点概面。

3.5.3　系统集成

系统集成的本质是最优化的综合统筹设计，即在系统工程科学方法的指导下，根据用户需求，通过结构化的综合布线系统和计算机网络技术，将各分析

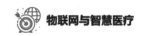

设备、功能和信息子系统集成在相互关联、统一和协调的系统中，使资源能够充分共享，实现集中、高效、便利管理。这不是简单的设备供货，其体现出来的更多是系统设计与开发，包括硬件设计、软件调试与开发，是一项综合性系统工程。

目前，大多数医疗单位的 HIS、LIS、PACS 等管理和临床信息系统，经过经验累积和设计改进，已经逐步趋向成熟。系统资源整合和数据仓库管理成为系统集成的重点任务。

3.6　公共技术

公共技术不属于物联网技术的某个特定层面，而是与物联网技术架构的三层架构都有关系。谈及物联网的应用基础，不可避免地将提到公共技术，其中包括标识与解析技术、安全技术、网络管理和服务质量（QoS）管理。

3.6.1　标识与解析技术

所谓标识，就是对物体进行编码，以便能够实现唯一识别。由于编码标准种类较多，各行业间、各国间存在较大差异，为了便于交流和转换，需要制订一个能够兼容现有的大规模使用需求的行业内编码，同时这个编码要符合国家，甚至国际标准，使新旧编码能够实现有序衔接。

所谓解析，就是根据商品标签 ID，通过解析服务系统解析出对应的网络资源地址的服务，例如，用户需要查看商品标签 ID 为"1234……"所对应的详细信息，在通过解析服务系统将商品标签 ID 转换成网络资源地址后，在资源服务器上就可以查看商品的详细信息。

3.6.2　安全技术（认证与加密）

考虑到医疗物联网的规模层次，安全技术主要应用于在网络层和业务层 2 个层面。

认证就是身份鉴别，现有网络中的认证机制也适用于医疗物联网，并且能够提供一定的安全性。由于业务应用与网络通信紧紧绑定在一起，认证在网络层的应用必不可少。业务层的认证机制可以根据业务实际情况、使用范围及对象，以及安全敏感程度等来选择。另外，由于医疗系统的 RFID、智能卡等末端技术的广泛应用，相应的设备认证加密机制也需要谨慎选择。

加密机制一般分为逐跳加密和端到端加密 2 种方式。逐跳加密主要应用于网络层，是指信息在传输过程中是加密的，但需要在每个经过的节点上不断解密和加密，也就是说，信息在每个节点上都是明文。端到端加密主要应用于业务层，是指信息只在发送端和接收端才是明文，在传输的过程和转发节点上都是密文。对于一些安全要求不是很高的业务，在网络能够提供逐跳加密保护的前提下，业务层端到端加密的需求就显得不那么重要，但对于高安全需求的业务来说，端到端加密仍是首选。

医疗卫生与人的生命健康相关，一个小失误就可能导致无法估计的危害和不良后果，所以对于每一个具体应用，都应该全面思考其安全严密性，确保不会产生任何负面影响，并满足 8 个方面的安全需求，即读取控制、隐私保护、用户认证、不可抵赖性、数据保密性、通信层安全、数据完整性、随时可用性。

3.6.3　网络管理和服务质量管理

随着网络结构不断复杂化，医疗卫生信息系统的网络可靠性变得越发重要，网络的性能、运行状况及安全性必须得到重视。如果不解决网络管理中存在的问题，那么一旦网络性能下降，就会因故障导致网络瘫痪，为医疗单位和卫生系统带来严重损失。

网络管理包括向用户提供网络性能服务、增加网络设备、监控网络性能、故障报警、故障诊断、故障隔离、网络维护、网络设备利用率的采集和分析，以及提高对网络利用率的控制等。网络管理实现了配置管理、故障管理、性能管理、安全管理和记账管理等功能。

网络资源是有限的，业务之间在抢夺网络资源时，会形成对服务质量的要求，主要涉及网络传输的带宽、传送的时延、数据的丢包率等方面。服务质量管理就是利用流量分类、流量监管、流量整形、接口限速、拥塞管理、拥塞避免 QoS 技术来保证传输的带宽、降低传送的时延，以及降低数据的丢包率，从而提高服务质量。

第4章

物联网与医院信息化建设

4.1 概述

物联网技术在医疗领域的应用潜力巨大,能够使医院实现对人的智能化医疗和对物的智能化管理,支持医院内部医疗信息、设备信息、药品信息、人员信息、环境信息、安全信息等管理信息的数字化采集、处理、存储、传输、共享等,实现物资管理可视化、医疗信息数字化、医疗监管动态化、医疗流程科学化、服务沟通人性化,能够满足医疗健康信息、医疗设备与物品、公共卫生与安全的智能化管理及监控等方面的需求,从而解决医疗平台体系支撑薄弱、医疗服务水平能力欠缺、医疗安全质量存在隐患等问题。

医院信息化建设经过了二十几年的推进,有了长足的发展。医院信息化建设较为显著地解决了传统模式下的"三长一短"现象,缩短了患者候诊时间,加强了医患沟通,提高了医疗质量,降低了医疗事故,减少了医患矛盾。

物联网技术与医院信息化有着密切的联系。随着医院信息化的快速发展,物联网在医疗卫生领域的应用前景和范围非常广阔,这也将进一步推动物联网产业的发展。在卫生领域,物联网的应用尚处于起步阶段,存在技术标准不统一、隐私权保护难度大、服务竞争力较弱等问题,这些问题严重制约了产业的

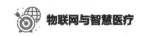

发展。只有这些问题被逐步解决，物联网产业的大发展才能得到进一步推动，惠及全社会的智慧医疗才会实现。可以说，物联网应用是医院信息化建设的新阶段，是实现智慧医疗的必由之路。

4.2　医院物联网技术建设发展现状

目前，在国内外，医疗物联网在医院信息化建设中已经逐步深入，无论是在患者就医上，还是经营管理上，物联网应用的优势已逐步彰显出来。

医疗卫生信息化是信息化建设中一个比较复杂的领域，其核心是患者信息管理与共享，涵盖了医院各科室之间、各医院之间，以及医院与社区、医疗保险、卫生行政部门等的信息共享。医疗卫生信息化大致要经历三个阶段：医院管理信息化阶段（HMIS）、临床管理信息化阶段（HCIS）和区域或远程医疗卫生服务阶段（GMIS）。目前，国内80%的医院已经实施了管理信息系统（MIS），并且系统建设相对成熟，而临床管理信息系统建设则相对不足。

医院信息化建设可分为三个层次。

第一个层次是信息化医院。就是把业务处理模式从人工模式转化为计算机模式，把数据从传统纸张转移到计算机硬盘中，工作效率有所提高，但医院信息系统中的数据利用率不高。

第二个层次是数字化医院。其中有3个标志：标志①，对临床业务进行系统化、规范化和标准化设计，构建以二维结构化电子病历为核心的临床信息数据库，实现"三元一体"的信息共享模式。所谓"三元"，就是以医务人员、患者和管理人员为中心建立多维信息数据库；"一体"就是实现数据一体化。标志②，利用信息化技术对医院的人、财、物等核心内容进行管理，对组织岗位、业务功能、流程方式进行数据系统化、规范化和标准化设计，实现人、财、物管理和临床业务管理数据一体化。标志③，实现医院的行政办公、教学和科研管理的全面信息化，并且与业务平台和人、财、物管理平台实现数据同步和共享。

第三个层次是智慧化医院。就是建立医院统一存储的数据仓库，支持数据多维实时在线分析，以物联网技术、人工智能（AI）技术为支撑，实现医院管理、临床管理、康复保健管理的智慧化。

4.3　物联网是医院信息化建设的基础平台

物联网在医疗领域的应用丰富了其内涵和外延。就医疗物联网而言，我们可以将其划分为以下 3 个层面并进行理解。

（1）"物"是指对象，如医生、患者、机械、物品等。

（2）"联"是指信息交互，物联网标准的定义对象是可感知的、可互动的、可控制的。

（3）"网"的概念，不只局限于看得见的、物理的网络，这个网络还必须是基于标准流程的网络。物联网的概念必须上升到业务流程网络的高度。

从物联网的概念来讲，物联网必须能够对全过程进行控制，必须要依托于标准，使用复杂的 IT 技术造就简约的数字医疗，通过精确的数字医疗完善医疗的标准化，推进医疗流程的标准化，同时又通过医疗流程的标准化来解决较难解决的 IT 问题。

医院信息化的基础建设需要依赖医疗卫生网络建设和医院硬件设备配置才能实现。目前，国内大多数医院都采用固定组网的方式建立医院信息管理系统，信息点固定，功能点比较单一，在某种程度上制约了医院信息管理系统发挥更大的功能和作用。物联网的介入使终端得到了延伸和扩展，使任何物品之间都可以互联，更具有灵动性、可移动性，并且较好地植入了已有的、固定的网络模式，彻底打破了原有的局限性。

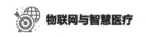

4.4　物联网在医院信息系统中的应用

4.4.1　门（急）诊管理系统

门（急）诊管理系统（就诊一卡通）利用 IC 卡、磁卡、条码、RFID 等介质作为身份识别的唯一标识，其能够在医院内部使用，可以成为完成一种或多种业务办理的凭据，从而减少患者的看病时间、看病流程、现金交易，同时提高医生的诊疗效率。从医院整体建设的角度来看，其真正实现了分时均匀就诊，使患者不必为等待看病或等待交费而花费大量的时间。

门（急）诊管理系统还包含挂号分诊排队系统、取药排队系统、自助设备系统等，实现了凭卡取药、检查、检验，门诊患者无须为划价、交费反复排队，就诊获得了极大的便利。

此系统涉及的物联网相关技术包括 RFID 技术、无线网络技术、有线网络技术。

4.4.2　住院管理系统

住院管理系统由住院登记、住院收费、护士工作站、医生工作站、住院药房、病案编目及流通、膳食管理等系统组成。

住院管理系统的工作模式分为基本组合模式、护士工作组合模式，以及以医生工作站为中心的组合模式，实现了对患者的入院、入科、转科和出院等一系列常规操作的有序管理，同时还能实现对住院患者的动态统计、医嘱管理、医嘱处理、病历书写（包括门诊病历、住院病历）等管理型工作的管理和协调。

此系统涉及的物联网相关技术包括 RFID 技术、无线网络技术、有线网络技术。

4.4.3　医技管理系统

医技科室是辅助诊疗科室，医技人员运用本专业的理论和技能，使用不同的方法、从不同的角度对患者的特定部位或采集的标本进行检查，为临床医生提供可靠的信息及科学依据；或者为诊疗提供消毒用品及其他临床条件，为患者提供健康服务。医技科室包括病理科、放射科、影像科、核医学科、手术室、功能检查室等。

医技管理系统的任务是接收门（急）诊和病区发来的各种申请，在安排预约、采集或录入结果的同时完成计价，并将报告发送给申请者。系统记录下来的各种结果和描述是电子病历的重要组成部分，也是医院各类统计的依据。

医技管理系统的目标是准确采集患者信息并记录各类检查结果，为临床医生提供辅助诊断。其从网上接收或手工录入申请，并通过网络将结果传送给申请者，以此缩短治疗周期，实现准确计价。医技管理系统能够提供患者相关信息、标准化字典及报告书写模版，辅助提高诊断质量。

此系统涉及的物联网相关技术包括 RFID 技术、无线网络技术、有线网络技术。

4.4.4　检验信息管理系统

医院的检验信息管理系统是专门为医院的检验科室设计的一套实验室信息管理系统，由移动标识配合各种先进的仪器和计算机网络组成，可以实现采集患者血液或其他体液标本，并对数据进行统计分析、结果展示和打印等功能。应用物联网对检验结果进行保存、对检验记录进行跟踪、对数据标本进行溯源

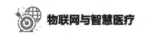

等，能够更好地实现对相关信息的控制管理。

检验过程自动化、检验数据信息化、检验科室管理这三方面是检验信息管理系统的建设内容。检验信息管理系统通过对检验申请、计价和报告的管理，实现对患者检验信息的计算机网络管理。

检验信息管理系统的设计目标有三个。

一是为检验科室服务，提高设备使用率和检查工作效率，减少患者排队和来回取报告的时间，同时缩短医生等待报告的时间，提高医生工作效率。

二是为经济管理服务，在检验确认的同时实现自动或选择划价，提高检验计价的实时性和准确性，避免漏费和欠费的发生，方便医院进行成本核算。

三是为医疗管理服务，利用网络资源实现检验申请和检验报告的网上传递，减少检验时间，有利于做出快速诊断。

检验信息管理系统的作用就是将临床检验过程中的信息使用计算机进行采集、传递，减少甚至消除工作中出现的差错，减轻检验人员的工作强度，提高其工作效率，并且使检验信息存储和管理更加简单、便捷、完善。

此系统涉及的物联网相关技术包括 RFID 技术、无线网络技术、有线网络技术。

4.4.5　血库管理系统

医院的血库管理系统是医院不可或缺的需要物联网覆盖的部分，人工管理血液不但效率低、保密性差，还会随着时间的推移出现数据量大、分析困难等情况。血库管理系统不但解决了上述问题，而且还具有成本低、可靠性高、保密性好等优点。

血库管理系统提供对血液入库、受血者基本信息、产生的费用、输血反馈、申请血液、交叉配血、取血、退血、血液报废，以及各种信息的查询等功能。

此系统涉及的物联网相关技术包括 RFID 技术、条码识别技术，可以实现对血液制品的跟踪读取、物理定位。

4.4.6　临床信息系统

临床信息系统的主要目标是支持医院医护人员的临床活动，收集和处理患者的临床医疗信息，丰富和积累临床医学知识，并且提供临床咨询、辅助诊疗、辅助临床决策，提高医护人员的工作效率，为患者提供更多、更快、更好的服务。PACS、重症监护系统、手术麻醉系统、科室会诊系统、合理用药系统，以及药物咨询系统等，都属于临床信息系统。

此系统涉及的物联网相关技术包括 RFID 技术、条码识别技术等，可以对物品进行标记、对样本跟踪读取、对设备物理定位。

4.4.7　护理信息系统

护理信息系统应用无线网络技术实现对移动医疗和平台的部署。

护理信息系统提供的功能包括护理人员基本信息统计、护理工作量统计、护理工作质量考核和业务考核，使护理管理更具科学性、合理性。护理信息系统包含病房信息系统、医嘱管理系统和护理计划设计系统。

（1）病房信息系统包含病房基本信息和患者基本信息 2 个模块。病房基本信息包括患者的出、入、转院情况，病床占用、空置情况，病床周转率和出院者平均住院天数等。

（2）医嘱管理系统包含医嘱输入、医嘱打印、查询和自动计费等模块。

（3）护理计划设计系统包含患者入院评估、护理诊断、护理目标、护理措施、护理停止时间、护理效果评价和出院护理指导等模块。

护理信息系统是一个可以迅速收集、储存、处理、检索、显示所需动态资料，并进行对话的计算机系统，实用性、可靠性、科学性、先进性、法律效应性是开发护理信息管理系统的基础。

移动护理信息系统以无线网络为依托，将医院各信息管理系统与手持终端或平板电脑连接，使护理人员在病床边就可以实时输入、查询、修改患者的基本信息，以及医嘱信息、生命体征等。

护理信息系统优化了护理流程，减少了护士的护理工作时间和文件书写时间，减少了护理差错，提高了护士的业务素质。

此系统涉及的物联网相关技术包括移动网络技术、无线网络技术、RFID技术。

4.4.8 远程手术、麻醉信息管理系统

远程手术、麻醉信息管理系统是针对麻醉科、手术室和外科病房开发的用于管理手术、麻醉相关信息的系统，可以实现对相关数据的自动采集、报告的自动生成，以及病历的电子化，是医院信息系统的一个重要组成部分。

远程手术、麻醉信息管理系统的服务目标有以下4个。

（1）为手术室工作人员服务，实现对手术申请与接受、预约安排、手术麻醉计价、手术麻醉统计、麻醉报告等业务的计算机管理。

（2）为经济管理服务，通过即时计费，提高手术、麻醉计价的实时性和准确性，方便医院进行成本核算。

（3）为麻醉医生服务，减轻麻醉医生记录麻醉规程和书写医疗文书的压力。同时，使他们在术前可以实时查阅患者的相关资料，从而制订出更科学的麻醉方案；在术中集中精力进行麻醉操作；在术后进行科学评估。

（4）为医疗管理服务，提供及时、准确的工作量和质量统计、过程回顾及分析。

物联网的核心技术在远程手术、麻醉管理，以及在手术安全方面，可以发挥突出的控制作用。通过使用 RFID 电子标签对手术过程和麻醉过程等进行监控、辅料耗材管理、智能提示等，实现对手术麻醉全过程的动态跟踪，使手术室管理模式更具科学性、规范性、安全性。

远程影像、高清视频等用于围手术期数据采集、显示、编辑、分析、传输和报告生成，协助实现有效的医疗质量控制和成本控制，为医疗决策和医学研究提供基础。通过应用信息集成平台，将医疗现场的临床信息系统与其他信息系统进行整合，进而实现信息共享及信息高效利用。

4.4.9　病案管理系统和移动电子病历系统

病案管理系统主要对病案进行全流程管理，其主要功能包括病案登记、病案修改、借阅登记，以及借阅管理等。可以利用 RFID 技术跟踪病案，以达到对病案进行动态管理的目的。

移动电子病历系统主要用于医生对住院患者进行查房、治疗等过程的动态信息调用和记录。

此系统涉及的物联网相关技术包括移动网络技术、传感器技术、RFID 技术、医学影像技术、无线网络技术、嵌入式技术。

4.4.10　重症或重点患者管理系统

重症或重点患者监护系统针对的是失能患者、失智老人，以及精神病患者等行为需要监护的患者。使用 RFID 电子标签可以随时查询和定位相关人员的位置和状态，并对其进入禁区的行为进行报警。通过系统自动监控可以极大地降低医护人员的工作量，也可以避免患者走失等危险情况发生。

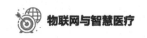

此系统涉及的物联网相关技术包括 RFID 电子标签、移动网络技术、嵌入式技术。

4.5　物联网在智慧医疗中的业务应用

4.5.1　挂号分诊排队叫号系统

此系统由挂号子系统、分诊子系统（管理控制计算机，与分诊台合一）、系统服务器、管理台、信息节点机、信息显示屏、语音控制器、无源音箱、呼叫终端（物理终端或虚拟终端）、分线盒等组成。

挂号分诊排队叫号系统的功能特性如下。

（1）系统可以自成体系、独立运行，也可以与 HIS 连接、交互数据。传输线缆可以单独布线，也可以直接综合布线。

（2）医生操作终端可以采用物理操作终端或虚拟操作终端，也可以同时采用二者，其使用先进的语音合成技术呼叫患者姓名。同时，其具有支持号票自动识别登录系统和号票自动识别呼叫患者的功能。

（3）智能化的管理和统计功能为医院进行现代化的科学管理提供了有效且便利的手段，可以轻松完成掉队处理、复诊、转移、特殊照顾、患者选医生就诊等业务。

此系统涉及的物联网相关技术包括无线网络技术、嵌入式技术、语音合成技术。

4.5.2　临床呼叫系统

临床呼叫系统也被称为医院对讲系统，是一种护士站护士用来与病床患者进行呼叫、对讲的设备装置，除了医院，其还适用疗养院、养老院等需要护理对讲的场所。临床呼叫系统主要由护士站主机、病房床头呼叫器、走廊显示屏组成，其使用嵌入式框架，主要功能为广播、无线呼叫、患者管理。

此系统涉及的物联网相关技术包括无线网络技术、移动网络技术、数据传输技术。

4.5.3　手术示教系统

手术示教系统将手术室内医生的手术过程，以及手术室内各种医疗设备的视频资料，实时提供给实习医生、观摩人员，以达到教学或学术交流的目的。先进的计算机技术、全高清视频技术、网络通信技术、医学影像数据传输技术等，改变了传统的手术示教模式，打破了人数限制及空间限制，解除了病菌感染的隐患，将手术过程和细节信息真实地、全方位地展现在观摩者面前。

此系统涉及的物联网技术包括无线网络技术、影像处理技术、数据存储技术。

4.5.4　ICU 病房探视系统

ICU 病房探视系统可以应用于婴儿探视、重症患者探视，或者具有传染病患者的监护和治疗中心。

ICU 病房探视系统一方面应用于医院内部，如隔离区、护士监控室、会议室、医疗诊断室、住院部等，医护人员在监控室就可以随时观察隔离区的患者。另一方面，其应用于家属对患者的远程探视，患者家属不用来到医院现场，在家里就可以通过互联网与患者交谈，极大地体现了家属的日常关怀和满足了现代医疗人性化管理的需要。患者虽然被隔离，但仍可常与亲友交流，这有益于患者的病情康复。

此系统涉及的物联网技术包括远程影像、无线网络技术、数据处理技术。

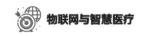

4.5.5　远程医疗系统

远程医疗系统可细分为若干个子系统。这些子系统可以被划分为以下 4 个层级：基础信息、技术支撑、业务定制、业务应用。这 4 个层级构成了整个远程医疗系统的功能体系。

（1）基础信息：包括数据字典、患者、医院、专家、科室等基本信息，为业务定制提供基本的数据调用接口，为业务应用提供具体的信息。

（2）技术支撑：提供视频会议、影像存储与传输、远程检查、远程监护等技术手段。这些技术手段可以应用在系统中的集成医疗设备及集成的远程医疗软件系统上，每种技术手段都可以作为一个功能模块，提供统一的调用接口和数据交互格式，供业务应用时调用。

（3）业务定制：根据不同医院的不同实际情况，定制不同的业务流程。

（4）业务应用：根据定制的业务流程，使用远程医疗技术，从基础信息中调用数据，支持用户完成业务应用。

4.5.6　远程会诊

当医生受限于经验，怀疑患者可能患有某种罕见疾病但难以诊断时，或者患者病情十分复杂，在为其制订医治方案时遇到了困难，而本地没有这方面极富经验的专家时，如果依照传统的方式，那么可能会请专家来会诊或让患者去外地就诊。但是，如果专家日程太满，不能专门抽出大段时间往返两地，或者患者身体情况不允许长途跋涉，那么该患者可能就会丧失被医治的机会。

远程会诊可以有效解决患者就医问题。通过网络，专家既能及时获得患者的病史、检验报告和各种影像资料，又可以观察患者并与患者对话；既可以与现场的医生"面对面"展开讨论，又可以指导与观察现场医生进行医疗操作，还可以立即给予诊断分析意见和治疗方案，犹如亲临现场会诊，使那些在传统会诊中看似难以克服的困难迎刃而解。使用这种诊疗方式不但可以节约大量的时间和费用，而且可以使患者及时得到专家的远程会诊咨询服务，大大改善和优化医疗资源的配置。

　　远程医疗提供服务的方式可分为实时和分时（或在线和离线）两种。在情况紧急和条件允许时，一般采用在线方式。此时，医学专家立即分析和处理远方患者的信息并给出诊断结论，远方患者可立即完成远程就医；而离线方式则可大大减少对网络系统的要求，也可应用于医疗咨询、会诊、培训、教育等场合。

4.5.7　远程医疗咨询

　　远程医疗咨询通过已经逐步普及的 E-mail、社区网络、即时通信软件等手段，为求医者与医生建立了联系，帮助其进行健康方面的咨询。其实，在现实生活中，在一些期刊、杂志所创办的咨询栏目，以及电视台、电台所创办的健康栏目中，这样的交流方式已经存在，但相比之下，通过网络进行远程医疗咨询将更快捷、更直观、更方便。

4.5.8　远程手术

　　远程手术将虚拟现实技术与网络技术结合，使医生得以亲自对远程患者进行一定的手术过程操作。也就是说，医生可以根据传来的现场影像，通过键盘、鼠标、"数字手套"等输入设备进行手术操作，其一举一动可转化为数字信息并传送至远程患者处，控制操作当地医疗器械的动作。远程手术对专家的操作技巧与相关设备的要求较高。

4.5.9　远程听诊

　　远程听诊系统是指能够进行听、看、分析、远程诊疗的网络听诊分析系统。

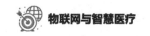

较之传统的听诊器，其具有以下 4 个显著优点。

（1）采用异地听诊的方式，可以远距离听诊，打破了传统听诊的距离限制。

（2）高品质的听诊音给医生提供了更为可靠的分析数据，并且使医生可以通过视觉确认和判断难以听辨的心音、肺音及杂音。

（3）系统界面上的心肺音及心肺音色谱分析直观地呈现了患者的身体状况，为医生听诊监护和诊断提供了更多的便利。

（4）听诊音的保存、回放、编辑等功能可以应用于场景化学术研究，也可应用于智能化医学听诊教学。

远程听诊系统可以用于实时听诊监护、听诊教学。尤其是在听诊教学方面，通过对听诊音的实时监听和回放，老师和学生可以一起对听诊音和听诊音的色谱进行分析，学生能够能清楚地了解患者的病情。

远程听诊系统还可应用于专家远程会诊，对患者进行远程听诊分析，结合患者的其他数据判断患者病因并给出治疗方法，这种更贴近实际的远程会诊不仅给患者带来了便利，更重要的是，这种直接的远程听诊分析会诊的方式为医生判断患者病情提供了重要的分析依据。

远程听诊系统的核心设备是远程数码听诊器。听诊器由心音（肺音）传感器、心电采集电极和信号放大器构成的听诊头、听诊耳机、无线接收机和计算机心肺分析系统四部分组成。除可以完成对心肺音及心电信号的听诊外，其还可以把心肺音或心电信号发送到计算机的数字化分析软件中，实现随时随地自我听诊和心肺音分析。

4.5.10 智能专家系统

智能专家系统是人工智能研究中的一项重要内容，其能够对大量数据进行"挖掘"，抽取一定的计算模式，建立一定的运算模型，形成自己的知识库，并能对进一步获取到的新资料进行处理，得出符合其知识结构的结论。在医疗领域，已经有一些特定的智能专家系统能够对患者的信息进行"诊断"并为其提供医疗建议了。随着网络技术的发展，医疗专家系统也会逐步接入网络，形成庞大的智能专家系统网络，为广大求医者提供初步医疗服务。当然，目前的智能专家系统还无法替代医生，毕竟人类的疾病作为一种生物反应，情况十分复杂，不仅有来自生理方面的客观变化，还会受情绪、环境、心理等诸多主观因素的影响。

所有和物联网相关的系统都会组合使用有线网络技术、无线网络技术、各种传感技术、移动网络技术、识别技术等，其中，系统都不是独立存在的。作为医院信息化建设平台的一部分，所有的系统都是相辅相成的，只有其协同工作，才能更好地发挥出物联网的优势。

4.6　物联网在医院运营管理信息化中的应用

4.6.1　设备管理系统

采用 RFID 技术为各设备安装 RFID 电子标签，通过无线网络技术实现医院各种设备的互联互通，从而实现主动式管理与实时监控等功能。

以往的设备主要靠管理人员先按照资产清单逐一确认，再将信息输入计算机进行管理，这种传统的方法存在很多弊端。

医疗设备的移动管理是指医院在传统设备管理的基础上加入了移动计算机终端的数据采集，同时结合使用无线局域网技术、RFID 技术，以及计算机技术实现对设备的管理。此处所涉及的设备既包括医院的各类医疗器械，又包括医院所有的固定资产等有形资产。

设备管理系统可以通过 RFID 电子标签自动识别设备并快速定位设备位置，同时将其定位实时、动态、快速、准确地传送到信息系统中。基于 RFID

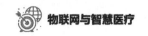

的设备管理系统能够提高工具设备出入库识别率、缩短清点周期、优化库存结构，帮助医院实时掌握工具设备的储备、分布及使用等动态信息，实现对库存工具设备的精确、高效管理，以及进行工具设备管理模型分析。

在资产的全生命周期中，在设备的采购、跟踪、维修保养等阶段进行跟踪管理，不但降低了维修成本，提高了维修效率和使用率，而且改善了医院运营情况，同时提高了资产回报率。

4.6.2　物资、材料管理系统

物资、材料管理系统的主要使用对象是物资库房，包括一级库房和二级库房。其主要功能是对库房的物资进行管理，即物资的出入库管理、物资的价格管理，以及库房情况的统计与查询。此系统结合使用 RFID 技术来检索物资在库状况和识别装箱物品，同时使用先进的信息技术提高快速保障能力。

4.6.3　医学文献管理系统

对医学文献、资料等文化资源的管理也是医院日常管理中不可或缺的一部分，在医院中建立医学文献管理系统，能够实现对各种文献的系统、准确、高效管理，使文献管理工作智能化、人性化和高效率。

医学文献管理系统借助带有 RFID 电子标签的芯片产品，将其作为唯一标识信息的载体，通过对 RFID 电子标签的识别来对各种文献进行管理，具有自助式操作、定位文献资料、精确数据采集与典藏，以及能够提高借还效率等优点。

医学文献管理系统具有的功能包括文献检索、文献管理、全文求助、论文写作、文献自动化标记等，主要用于整理、调用无序分布在不同信息源的各类医学文献数据，实现对文献的管理。

4.7　综合布线系统

综合布线是一种模块化的、灵活性极高的建筑物内部或建筑群之间的信息传输通道，通过其可以使话音设备、数据设备、交换设备及各种控制设备与信息管理系统连接起来，同时也可以使这些设备与外部通信网络相连。其还包括建筑物外部网络或电信线路的连接点与应用系统设备之间的所有线缆及相关的连接部件。综合布线由不同系列和规格的部件组成，包括传输介质、相关连接件（如配线架、连接器、插座、插头、适配器），以及电气保护设备等。这些部件可以用来构建各种子系统，各自都具有具体用途，不仅易于实施，而且能够随着需求的变化平稳升级。所谓综合布线系统，就是指按标准的、统一的和简单的结构化方式，编制和布置各种建筑物（建筑群）内各种系统的通信线路，包括网络系统、电话系统、监控系统、电源系统和照明系统等。因此，综合布线系统是一种标准通用的信息传输系统。

综合布线将语音、数据与监控设备的信号线经过统一规划和设计，采用相同的传输媒体、信息插座、交连设备、适配器等，把不同信号综合到一套标准的布线中。由此可见，综合布线比传统布线更为简洁，可以节约大量物资、时间和空间。

4.7.1　机房工程系统

机房工程是指为确保计算机机房（也称数据中心）的关键设备与装置安全、稳定和可靠运行而设计配置的基础工程。计算机机房基础设施的建设不仅要为机房中的系统设备运营管理和数据信息安全提供保障环境，还要为工作人员创造健康适宜的工作环境。

机房工程也是建筑智能化系统的一个重要组成部分。机房工程涵盖了建筑

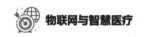

装修、供电、照明、防雷、接地、不间断电源（UPS）、精密空调、环境监测、火灾报警及灭火、门禁、防盗、闭路监视、综合布线和系统集成等技术。机房的种类繁多，根据功能可以大致进行如下划分。

（1）计算机机房或信息网络机房，由网络交换机、服务器群、程控交换机等组成，其特点是面积较大，电力系统和空调的运行不允许中断，是综合布线和信息化网络设备的核心。

（2）监控机房，由电视监视墙、矩阵主机、画面分割器、硬盘录像机、防盗报警主机、编码器、解码器、楼宇自控、门禁、车库管理主机房组成，是需要人值守的重要机房。

（3）消防机房，由火灾报警主机、灭火联动控制台、紧急广播机柜等组成，也是需要人值守的重要机房。

此外，还有屏蔽机房、卫星电视机房等。

4.7.2 无线网络覆盖系统

无线网络是对有线网络的延伸，其解决了空间覆盖的问题，同时也解决了信息实时收集的问题。无线网络技术的移动性、灵活性和高效率使医护人员可以实时获取患者信息或搜索决策支持信息。

与物联网相关的无线网络覆盖系统应按照医院信息化的实际需求建设。

4.7.3 门禁屏障系统

随着感应卡技术、生物识别技术的发展，门禁屏障系统的发展出现了飞跃，进入了成熟期，出现了感应卡式门禁系统、指纹门禁系统、虹膜门禁系统、面部识别门禁系统、乱序键盘门禁系统等由各种技术支持的系统，它们在安全性、方便性、易管理性等方面各有所长，门禁屏障系统的应用领域也随之越来越广。

随着技术的不断提高，门禁屏障系统所能提供的功能也越来越多，目前其可以实现最基本的医院权限管理、实时监控、记录查询、异常报警、消防联动、防潜回功能。

4.7.4　安全防范系统

医院的安全防范系统由报警系统、闭路电视监控，以及强大的网络通信技术、视频处理技术等组成，是医院管理智能化、信息化不可或缺的组成部分，是加强医院安全防范的重要措施。在建立安全防范系统时，需要进行针对性部署和规划，确保医院建筑群的安全和医院的正常运营，为医院建立全方位、立体化的保护屏障。

第 5 章

物联网与智慧化临床管理

5.1　概述

在中国卫生信息化的发展进程中，医院信息化作为卫生信息化的源头，是卫生信息化的重中之重。为了使医院信息化建设有章可循，在卫生信息化初期，原卫生部首先制定了《医院信息系统基本功能规范》，该规范既是各级、各类医院信息化建设的标准，又是各研发机构开发产品的重要依据。

根据应用基础及技术能力，医院信息化建设可分为以下两个阶段。第一阶段是建设以财务为中心的管理信息系统。第二阶段是医院在人、财、物信息系统基本建成后，要向以患者为中心的临床信息系统转换，由此逐步推进电子病历的建设与应用。目前，各级、各类医院已建立了基本的电子病历应用系统，接下来要依靠物联网、大数据、云计算、区块链等技术，还要提出应用电子病历的新目标，引入适宜的可穿戴设备，以及机器人辅助诊断等先进技术，实现临床管理的智能化。

5.2　智能化电子病历

智能化电子病历相较现有的电子病历要有所提升、有所完善、有所创新。智能化电子病历应具备以下 5 个特征。

1）应具备引导规范建立电子病历的功能

根据国家病历管理规范、临床诊断需求，建立标准电子病历模板，引导医生、护士及相关人员按照模板建立电子病历。

2）应具备智能化判断和纠错功能

当电子病历在输入过程中存在主动和被动错误时，要能够给予错误提示并提供正确路径帮助，确保电子病历输入正确且完整。提示可以是静态的，也可以是声音或图示。

3）应能嵌入医疗管理相应法律法规

例如，医保条例、药品限制等，并提供对照格式。

4）应具备风险提示及控制功能

无论对于患者还是医生，都要针对可能出现的风险自动给予提示，并给出控制措施。

5）应具备关联分析功能

充分发挥大数据、区块链的技术优势，以患者 ID 作为唯一标识，建立全生命周期的、连续的、完整的电子病历。对患者所有的关联数据进行全面分析和系统梳理，找出其内在关联与规律，形成系统的某人、某患者、某疾病的分析报告。

在物联网、人工智能、大数据的支撑下，未来的电子病历不仅能以传统的文字、图表、检验单、检查单、影像形式进行记录，还能够针对从各种医疗设

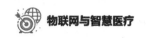

备、传感设备采集来的信号、图像、声音、疗效等进行多种形式的记录，为临床提供更加智能化的患者信息收集与分析方法，有助于医疗科研检索、病种病例分类提取对比，以及临床统计分析水平的提高。

5.3 智慧化临床路径管理

1. 临床路径的定义

临床路径（Clinical Pathway）是一种以循证医学论据和指南为指导，对每一种疾病进行治疗的科学、规范、标准的医疗模式。其范围涵盖了患者从入院到出院所需要接受的检查检验、药物治疗、手术治疗、护理措施、康复治疗和患者教育等。

临床路径作为确保医疗质量、控制医疗成本、优化医疗服务流程，同时使患者获得最佳治疗和最佳护理的方法，已经得到了广泛应用。

2. 以智能化促进临床路径管理

临床路径是对某一疾病诊断治疗过程的科学规范的经验总结，是从患者入院到康复全过程的流程管理。在传统医疗管理中，临床路径表单填写、医嘱处理、病历书写等的信息化程度较低，带来了较大的工作量，限制了临床路径的应用优势，而具备良好的电子病历基础和物联网传感设备就可以实现临床路径管理的智慧化。

在电子病历中嵌入临床路径管理，使规范的诊疗行为与实际发生的诊疗行为建立对照关系，能够帮助直接判断医生的日常诊疗行为是否遵从既定的诊疗规范，保证过程指标的准确性和客观性。

智能化的电子病历系统要能够自动采集、处理、存储、传输和重现患者的病程记录、医嘱记录、检验检查记录、手术记录、护理记录等医疗信息，遵从医疗护理操作规程，形成医疗文件，并且按照规范的目录结构自动归位，为临床路径管理的实施奠定基础。

　　智慧化、智能化是信息化的初衷和终极目标。信息化的本质不只是减轻劳动强度，更重要的是帮助人们进行逻辑判断和风险控制。因此，临床路径管理的实施不应给临床医生增加负担，而是应通过在程序中、系统中的每一个关键环节建立智能化的逻辑判断机制，帮助医生执行临床路径的各项规范，并在偏离临床路径时给予提示，在违背临床路径时给予控制，从而达到最佳治疗效果和最大化利用医疗资源。

5.4　可穿戴设备、机器人、人工智能在临床治疗中的应用

　　以 RFID 传感器为核心技术的可穿戴设备及机器人，可以用于对患者生命体征、生理指标的实时监测，也可以用于对患者康复治疗的培训并作为辅助手段，在这一方面已经开展了诸多研究与应用，例如：

　　（1）物联网传感器在临床的应用，如帮助手部运动功能障碍患者进行康复训练的外骨骼机器人。

　　（2）为治疗世界眼科领域的"不治之症"——先天性眼球震颤而植入的眼球震颤电刺激器。

　　（3）基于泛在机器人技术的运动康复检测与评估系统。

　　（4）用于辅助脊柱手术三维定位导航的机器人系统。

　　（5）可穿戴、拇指康复机器人在儿童脑瘫康复中的应用。

　　应分科、分病种，有序开展人工智能在临床中的应用，为发展先进医疗技术、开展高难度手术和进行疑难复杂疾病诊疗提供强有力的支撑。

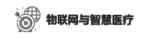
5.5 RFID 在门（急）诊管理系统中的应用

5.5.1 门（急）诊就诊管理系统的运行现状

门诊是医院服务患者的第一站，是医院重要的服务部门。门诊工作的优劣直接影响医院的形象，能够反映医院的整体水平，也事关医院的整体效益。多年来，国内医院传统门诊流程主要包括预检咨询、窗口排队挂号、诊区候诊、分诊、医生检诊、多种辅助检查、医生复诊及转诊、治疗、验方、划价、交费、取药等十余项基本流程。一套流程下来，患者平均在门诊停留 1～2 小时，而医生的直接诊疗时间只有 10～15 分钟，其他时间均消耗在非医疗事务上，"三长一短"的问题（挂号、候诊、交费时间长，就诊时间短）仍普遍存在。这些问题增加了患者的流动量，浪费了患者的时间，也对就医环境造成了影响。所以，如何优化就诊手续，为患者提供方便、快捷的门诊优质服务是急需解决的问题。

5.5.2 物联网技术的应用目标

物联网技术在门（急）诊方面的应用主要体现为就诊管理系统的数字化和信息化，通过就诊卡实现患者和医院的信息共享，从而优化就诊流程，提高工作效率。物联网技术应用的主要目标包括：

（1）提高医护人员的工作效率，加快医疗信息的传递速度，对患者进行及时诊治，同时提供患者完整的就诊信息，为其生成电子病历。

（2）实现门诊、急诊划价收费自动化，规范收费流程，减少患者等待时间。

（3）实现门诊、急诊患者信息共享，为管理者提供实时数据，从而实现医疗质量及管理质量的提升。

5.5.3　工作流程优化

通过使用就诊卡，借助物联网读写设备快速读取条码或电子标签信息，可以大幅度缩短流程时间，提高就诊效率，实现就诊信息的实时共享。基本流程如下。

（1）患者持卡就医。如果患者没有就诊卡，可以先登记开卡。

（2）分诊挂号，患者在不同的地方刷卡，物联网系统可以统一识别，从而分流患者，减少排队时间。

（3）患者在就诊时通过就诊卡识别身份，医生据此生成病历，同时开具检查、检验申请单、治疗单和处方等。将申请单传送至相关检查、检验科室，处方传送至药房，实现信息一卡录入、数据多处共享。

（4）患者持卡取药并进行结算，医院提供门诊发票。例如，对于拥有医疗保险的患者，可以将生成的门诊数据上传至医保中心，或按医保政策直接结算。

5.5.4　技术分析

在上述应用中，就诊卡是关键，其作用是为患者提供唯一的身份 ID，实现就诊各流程之间的信息共享。目前，常用的就诊卡包括条码卡、磁条卡、M1卡、接触式 IC 卡、非接触式 IC 卡。其中，条码卡的成本较低，但存储的信息量最低；磁条卡可以存储固定信息，但个人信息变动需要通过后台系统提供支持；M1 卡可以存储变动数据并进行加密存储，同时支持小额支付，但安全性不高；接触式 IC 卡和非接触式 IC 卡可以支持小额支付并提供较高的安全性，同时提供卡内数据存储功能，可以存储电子病历。

为支持就诊卡的应用，在挂号处、就诊室、药房等处需配备读卡器。如果想要提供信息查询服务，那么还需要配备带读卡器的信息查询终端。

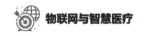

5.6 RFID 在患者管理系统中的应用

5.6.1 技术应用目标

为了能够实时提供患者治疗信息，首先要给予患者明确的标识。医院在给予患者明确标识时应遵循以下 3 个基本原则。

（1）提供确切的患者身份标识，标识准确且唯一，可识别范围覆盖医院的各相关部门。

（2）建立患者与医疗档案、各种治疗活动的明确对应关系。

（3）使用可靠的标识产品，确保患者的身份标识不会被调换或丢失。

同时，需要为医护人员提供便携式移动读写设备（如 PDA、POS 机等），并且需要在医院布设移动通信网络（如 Wi-Fi、ZigBee、GPRS、5G 等），实现信息的互联互通。

5.6.2 系统功能

对患者标识腕带进行特殊设计，将患者的重要资料存入其中，并将标识腕带系在患者手腕上进行 24 小时贴身标识，医护人员通过便携终端就能够随时对患者进行快速、准确、有效地识别，从后台系统实时获得患者病情、病史、治疗记录等信息。同时，经过特殊设计的患者标识腕带应该能够防止被调换或解除，确保标识对象的唯一性及正确性。

目前应用的标识腕带有条码腕带、RFID 电子腕带等。其中，条码腕带成本较低，但需要接触患者才能读取，无法实现系统自动识别。RFID 电子腕带成本略高，但可以远距离识别，如可以在门口等位置布设读卡器，实现系统自动识别。

医院的工作人员也可以佩戴带有 RFID 电子标签的胸卡，这样医院不仅可以对患者进行管理，也可以在紧急时刻找到最需要的医生。

应用 RFID 的优点如下。

（1）帮助医生或护士对交流困难的患者进行身份确认。

（2）监视、追踪未经许可就进入高危区域的人员。

（3）当出现医疗紧急情况、传染病流行、恐怖威胁和其他对医院的正常工作构成威胁的情况时，RFID 系统能够支持限制措施的执行，防止未经许可的医护人员、工作人员和患者进出医院。

（4）允许医院管理部门对有关数据进行加密，这样即使腕带丢失，也不会被其他人员破解。

5.7　RFID 在婴儿防盗系统中的应用

婴儿防盗系统采用了 RFID 技术。可以为婴儿佩戴可发射射频信号且对人体无害的 RFID 电子标签，同时在医院内需要进行控制的区域安装射频接收器。射频接收器可以接收 RFID 电子标签发射出的射频信号，并根据此对婴儿所在位置进行实时监控和追踪，还可以对企图盗窃婴儿的行为及时报警提示，不但可以防止外来人员实施偷盗，还可以完全防范内外勾结，甚至自盗案件的发生。

5.7.1　系统组成

（1）带有婴儿防盗标签的腕带：内置 2.4GHz RFID 电子标签，需进行防水、防拆设计。

（2）射频接收器：可接收 2.4GHz 信号。

（3）出口监视器：可接收 2.4GHz 信号。

（4）门禁装置：控制院区出入大门。

（5）控制计算机及管理软件：读取射频接收器及出口监视器的标签数据，监控整个区域的状态，控制门禁并及时报警。

5.7.2　系统实现

（1）主动式保护：每个婴儿防盗 RFID 电子标签都会主动向射频接收器发送信号，使系统可以及时了解每个标签的工作情况。

（2）全面监控：控制计算机主动定期检测所有系统组件是否运行正常，防止各种原因引起的失效。

（3）防破坏设计：腕带表面含特殊导电材料，可以与 RFID 电子标签形成回路，从而有效防止破坏。一旦腕带被切断，系统立即报警。

（4）唯一电子编码：每个 RFID 电子标签都拥有唯一编码，不会因重复导致混乱，同时可以防止"夹带"，即婴儿不会被混在正常出院的婴儿中带走。

（5）为新生婴儿量身定制：RFID 电子标签采用了细致体贴的人体工程学设计，非常轻巧，容易佩戴。对人体无毒害，不会使人产生过敏反应，不伤害婴儿皮肤。

5.7.3　工作流程

婴儿防盗系统的工作流程从孕妇入院待产开始，直至母婴出院结束。如果是婴儿住院治疗，那么就是从婴儿入院开始，直至婴儿出院结束，主要工作流程如下。

（1）建立系统记录：将新入院的母婴信息录入系统，建立新的记录。

（2）RFID 电子标签入网登记：启用新的 RFID 电子标签，读取新标签的标识号码，在系统中把 RFID 电子标签的标识号码同母婴信息进行关联。此后，系统将随时监控该标签的状态及位置。

（3）RFID 电子标签佩戴：护士把已登记的内置 RFID 电子标签的腕带佩戴在婴儿身上，并调节腕带的松紧，一般会佩戴在脚踝部位，此时需要婴儿父母在场确认。

（4）RFID 电子标签注销：在给婴儿办理完出院手续后，可以在护士站凭相关文件或系统记录注销 RFID 电子标签，系统将不再监控其状态和位置。注销的权限需要严格控制，在进行注销动作时需要对操作者的身份进行验证。

（5）RFID 电子标签拆除：在该标签被注销后，才可以对其进行拆除。

5.8　重点患者监护及定位系统

5.8.1　应用目标

该系统针对的是失智老人及精神病患者等行为需要监护的患者，借助 RFID 电子标签可以随时查询被监护者的位置，并对其进入禁区的行动进行报警。通过系统的自动监控可以大大降低医护人员的工作量，同时杜绝患者走失等危险情况的发生。

5.8.2　系统原理

此系统以 RFID 电子标签的形式提供唯一身份识别码，标签具有不易损坏、数据可靠、使用周期长、有效通信距离长等优点。在对需要监控的区域布设射频接收器后，通过接收 RFID 电子标签发出的信号就可以准确、实时地得到被监护者的位置，同时还可以对其进入禁区范围的行为进行报警。

5.8.3 系统组成

（1）RFID 腕带标签：2.4GHz RFID 电子标签，需进行防水、防拆设计。

（2）射频接收器：可接收 2.4GHz 信号。

（3）出口监视器：可接收 2.4GHz 信号。

（4）控制计算机及管理软件：读取射频接收器及出口监视器的标签数据，监控整个区域状态，同时可与门禁系统联动并报警。

5.8.4 系统功能

（1）实时查询：可以随时查询监控范围内被监护者的数量、分布及身份信息。

（2）区域查询：可以查询指定区域内被监护者的身份信息。

（3）远程信息共享：可以远程监控系统工作情况并观察监控情况。

（4）禁区报警：对进入禁区的行为进行报警，并显示被监护者数量及身份信息。

（5）应对突发事件：对于突发事件，系统可以显示现场被监护者的数量、身份及历史记录等信息，可以大幅提高安全管理工作的效率和效果。

第 6 章

物联网在医院管理中的应用

6.1　概述

医院物资及贵重物品是国家财产，也是医院良好运营的重要保障，必须严格规范管理。基于物联网技术、RFID 电子标签和传感技术的强大功能，医院可以对全院的各种设备和物品实行智能化、精细化管理，可以随时掌握各种设备、设施的状况。一旦发生突发情况，需要调用设备，就可以第一时间推送相关设备的区域信息并锁定具体设备，精准确定设备定位。

6.1.1　现状与问题

医院涉及物品管理的主要内容有：贵重物品管理、资产管理、药品盘点及法定药物控制、医疗废物管理、血液管理、消毒物品管理、被服管理、药品流通管理、气动物流传输系统、AGV 物流传输系统、医院停车场管理系统、医院图书管理等。

在医院或其他医疗机构的动态工作环境中，对重要资产和重要人员的实时、准确定位是诊疗服务的常态化需求。有时会出现这样的情况：在需要使用时，却不知道最近的清洁输液泵在哪里；或者在需要一位最合适的医生时，不知其处于医院哪个位置（医生并不是随时都携带手机），等等。这些重要资产和重要人员的"低可见度"往往导致时间和资源严重浪费。具体来讲，一个缺乏高度清晰的资产和人员管理体制的医疗机构会在以下方面遭受损失。

（1）每年可移动设备通常由于误放、失窃等，损失将近20%。

（2）护理人员、物资供应和管理人员，以及临床医生每天需要花费大量精力寻找所需的合适医疗设备。

（3）当所需的医生或设备不能被及时找到时，伤患抢救时机有可能就会贻误，甚至丧失。

（4）不能快速找到合适的设备将导致医院必须储备过多同类物资或临时租赁额外设备，其中，大部分物资或设备不是空闲，就是利用率低下。

（5）对于那些不能准确定位的设备，预防性的维护、保养措施往往无法及时实施，这使其处于过期使用或过度使用的风险下。

（6）有些患者未经允许就擅自离开病房或进入其他区域，这会引发对自身和他人的疾病威胁。

针对目前医疗行业客观存在的需求，我们必须开发基于有源 RFID 技术的医疗追踪解决方案，核心理念就是以先进的技术、可靠的产品，搭起医疗可视化平台。基于有源 RFID 技术的应用，这些产品和服务均能在医疗机构的基础应用系统中无缝衔接，无须更改基础结构即可快速部署、安装。

6.1.2　医院资产管理

（1）固定资产参数设置：可以对医院各种系统参数进行设置，让固定资产与有源 RFID 电子标签绑定。

（2）固定资产实时定位：可以实时定位医院固定资产的位置，方便医院进行设备查找。

（3）固定资产动态盘点：可以动态实时盘点医院内医疗固定资产的数量，方便医院系统与账目进行比对，杜绝误差，避免重复购置等情况的出现。

（4）固定资产动态监控：可以实时监控医院固定资产及医疗物资设备，预防发生偷盗、错误放置等情况，减少不必要的损失。

（5）固定资产设备维修：指医疗设备维修单录入、设备维修记录详细信息查询等功能。

（6）固定资产折旧换算：通过设置好的折旧率，动态地对区域内的固定资产进行折旧换算。

（7）固定资产账表查询：可以掌握固定资产总账、明细账、折旧账目的总括及明细情况。

（8）固定资产统计分析：对医院固定资产现状进行智能化分析，加强购入固定资产管理，合理配置固定资产资源，避免重复购置和浪费。同时，定期自动发送短信和邮件提示管理人员，或者自动为设备条目增加照片和功能介绍，使监管部门和运营部门能够直观地掌握各类设备的总体运营状态。

6.1.3　血液管理

（1）采集血液：在每袋合格血液的外包装上贴上 RFID 电子标签，这样每一袋血都有唯一的 RFID 编码。同时，将血液基本信息（如血型 RH 值、采血量、采血时间等）和献血者基本信息（如姓名、身份证号、性别等）存入采血点数据库，并将采血地址和 RFID 编码注册到公共服务体系的根编码解析服务器数据库中。

（2）血液入库：将血液信息存入数据库备份，同时记录血液的入库时间、在库位置和负责入库的工作人员信息。

（3）血液出库：记录血液出库信息，可以是血液报废、血液报损或血液使用信息，也可以是血液调配到其他血库的信息，同时记录血液出库地址、出库时间和血液出库工作人员信息。

（4）血液使用：将血液使用者的信息和使用时间存入数据库，并给出明确标识，表示该血液已被使用。

（5）库存管理：对存放在库房中的血液进行管理，主要包括库存盘点、查询血液在库房中的位置，以及通过读写器的扫描实现到期血液自动报警。

（6）血液信息跟踪：使用读写器读取 RFID 编码，根据 RFID 编码在编码解析服务器数据库中查询注册的采血地址，根据这个地址找到血液存入的信息，再根据出库的地址顺序找到其他地址信息，从而跟踪血液的全程流动信息。

（7）血站监测：对整个公共服务体系中的血站服务器进行监测，实时监测各血站服务器是否正常在线，如果没有在线，那么可以通知其重新启动，以便失效节点能够迅速恢复，对血液的信息跟踪不会产生断链现象。

（8）查询血液：对于特殊血型的血液，应在整个公共服务体系中进行查询，并将其所在的血站显示出来，以便及时调用血液，尤其是快速找到稀有血型的血液。

6.1.4 医疗废物管理

（1）医疗废物电子联单系统：其可用于电子联单生命周期管理、全程监控医疗废物转运，确保医疗废物被妥善运输到指定地点。

（2）收运车辆 RFID 管理系统：对收运车辆的生命周期、任务的生命周期进行管理，全程管理收运车辆的任务执行情况、保养维修情况及车载设备的使用状况，确保收运车辆能够及时有效地完成收运任务。

（3）收运车辆 RFID 电子关锁系统：跟踪收运车辆每次开关箱门的信息，包括箱门开关地点、开关时间、开箱门授权号。

（4）视频监控系统：对医疗废物的收取、运输、焚烧等关键环节进行实时有效监控，确保医疗废物收运过程可视化。

（5）GPS 收运车辆路线实时追踪系统：以 GPS 定位导航监控技术为基础，主要由车载终端和监控数据中心两部分组成。

（6）RFID 医疗废物焚烧核对系统：利用 RFID 技术对医疗废物的初始重量进行记录，同时将记录上传至服务器，记录内容包括医疗废物所属单位、收取时间、重量等。

（7）监控中心可视化平台：由数据服务中心、监控数据管理系统和监控中心三部分构成。系统运行于监控终端，数据服务中心用于实现监控终端与数据应用平台的连接；监控数据管理系统在监控终端实现对入网网点和车辆的相关管理；监控中心提供可视化的地图界面，并在上面进行网点和车辆的定位、监控及报警。

（8）数据应用平台：由 Web 应用程序、应用服务器、系统监控软件组成。系统运行于应用终端，系统数据由以上各部分提供，集中存储在监控系统数据库服务器中。数据应用平台可以在移动办公时使用。

6.1.5　医院消毒物品管理

（1）器械交接：供应室护士在手术后清点手术器械，在与器械室交接的过程中，将得到的信息与器械室护士使用手持 RFID 读写设备读取得出的手术包上的 RFID 电子标签信息进行对比，在确认信息与实际接收手术器械的数目、种类一致后，在系统 RFID 电子标签和手持终端数据库中自动记录日期和分配人员信息。

（2）器械分配：在手术包器械分配过程中，护士根据手术器械准备单，以及系统自动生成的手术包器械菜单分配手术器械，在器械分配完成后进行确认，并在系统 RFID 电子标签和手持终端数据库中自动记录日期和分配人员信

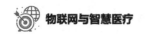

息。菜单式输入十分方便灵活，不会增加工作量。

（3）器械核对：在分配好手术包器械后，护士使用手持RFID读写设备读取RFID电子标签信息，系统将自动显示该手术包器械菜单，经确认后，在系统RFID电子标签和手持终端数据库中自动记录日期和核对人员信息。

（4）器械打包：在接到分配手术包器械的工作后，护士使用手持RFID读写设备读取RFID电子标签信息，系统会自动以菜单方式列出手术包类别和对应的手术器械明细，护士根据此明细核对手术包内的实际情况。经确认后，在系统RFID电子标签和手持终端数据库中自动记录日期和包装人员信息，为系统统计员工打包工作量和生成报表提供数据信息。

（5）灭菌消毒：在对手术器械进行消毒后，检验护士使用手持RFID读写设备将达标信息、人员信息、日期记录写入RFID电子标签和后台数据库，以便对手术包信息进行追溯，然后将手术包整理好并使用移动推车运送至手术室或急诊抢救室。

（6）无菌、急诊储存室：手术器械在消毒完毕后将存入无菌、急诊储存室，护士使用手持RFID读写设备读取手术包的RFID电子标签信息，系统会自动记录取出的手术包类别、存入时间、取出时间、手术包有效日期及取出人员信息，这些信息可以用来判断手术包存放过程是否符合标准。

（7）手术室清点：手术包在手术使用前和使用后由护士使用手持RFID读写设备读取RFID电子标签数据，核对手术包内器械数量、名目、手术包种类，并记录其实际耗损情况。经确认后，系统将自动记录检验日期和检验人员信息。

（8）查询统计分析：RFID系统可以用于手术器械全程追溯查询、统计分析。

6.1.6　其他应用

（1）患者身份识别：入院时为患者戴上带有RFID电子标签的腕带，实现对传染病患者、精神病患者、失智老人的人、地、时、事的全方位监控管理；追踪患者位置，即时通报异常状况，从而确保其安全；当高危患者出现紧急情况时，可以主动按键并在第一时间发出求救信号，方便救护人员及时接收信息。在诊疗过程中，医生也可以通过 RFID 电子标签查询相关诊疗信息。

（2）患者药品发放及使用：根据患者的 RFID 电子标签与药品标签的匹配情况发放药品，使用 PDA 记录药品发放和使用信息，保证发药正确和用药安全。

（3）医生护士移动查房：医生与护士使用带有 RFID 电子标签阅读器的 PDA 移动查房，实时查看患者的病历和治疗情况，输入医嘱和查房情况。同时，可以在会诊或出现紧急情况时快速了解患者病情（如既往病史、过敏史等），避免浪费宝贵的抢救时间。

（4）特殊药品定位管理：加强对危险或单品价值较高的药品的管理，对药品从入库到被使用或报废的全过程进行监管，保证随时掌握每件药品的状态。

6.2　物联网在员工管理领域的应用

6.2.1　概述

医疗领域的物联网应用，不仅体现在医院的设备和物资管理上，还体现在医院员工的管理中。例如，手机 RF-SIM 卡、医院管理卡（包括医院一卡通）；基于 X-RFID 芯片技术实现员工（如保安、护理人员等）定位；医院停车场管理、医院图书馆管理、医院实验室管理；医院会议签到；员工自助消费；考勤管理；信息系统登录身份确认管理；食堂就餐管理；巡更管理；中距 RFID 技术在医院治疗室和感染性疾病科室门禁管理的应用等。

物联网的引入进一步提高了医院管理员工的能力，提高了医院的工作效率，为医院做好医疗过程管理和实现现代化人力资源管理提供了技术支持。

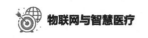

6.2.2 基于物联网技术的医院一卡通技术

医院一卡通是 RFID 电子标签在医院的应用，涉及员工、患者等各种持卡人在医院工作和生活的方方面面，如人员信息管理、饭堂就餐、患者订餐、院内缴费、门禁通道、考勤管理和查询管理等，其既是持卡人信息管理的载体，也是医院提供后勤服务的重要设施。由于其与医院的日常管理和生活息息相关，相比其他管理信息系统，医院一卡通系统的应用更能直接体现医院优越的管理素质，更能让员工、患者、患者亲属和外来访客们感受到贴心的关怀。相较于传统的一卡通，物联网一卡通系统应该是一个具有普遍兼容性的策略管理系统，其要兼容市民卡、手机 RF-SIM 卡和医院管理卡。市民卡是集医保接触式技术、非接触式技术及指纹信息为一体的多功能集合卡，使用市民卡可以将患者在医院的各类操作简单化（如食堂就餐、病房点餐、通道管制、停车优惠等），使其无须携带多种卡。到医院就诊的患者大多数使用市民卡（社保卡），医院也因此降低了额外购买管理卡的成本，实现了一卡多用、多卡合一。

1. 医院一卡通系统的管理中心

医院一卡通系统的管理中心包含资源管理、卡管理、系统管理、密钥管理 4 个子模块。

1）资源管理子模块

该模块是系统中用户资料、权限管理和设备管理的资源总控，共分为三部分：人员资料管理、设备管理、权限管理。

（1）人员资料管理包括系统涉及的所有用户，如用户（医院员工、患者、患者亲属、其他相关人员）、操作员、系统管理员等所有相关人员的文字信息及照片。

（2）设备数据管理包括系统涉及的所有设备，如考勤设备、消费设备、储存设备、前置通信设备和读卡设备等的相关管理信息。

（3）权限管理为不同级别和不同部门的管理人员和技术人员赋予了不同类型的权限，并配以相应的登录密码，明确区分了每个人的管理权力和责任，使操作有据可查。

2）卡管理子模块

该模块针对系统中的用户卡、临时卡、操作员卡，对其从发行到回收的整个生命流程进行统一管理，包括预发卡（印刷、分配卡号等预处理）、发卡（发行卡的应用类型，如电子钱包）、挂失、解挂、回收卡、补发卡，操作员可以进行一体化系统管理。

3）系统管理子模块

该模块提供系统初始化、系统参数设置、机具密码设置、卡密码设置、操作日志、数据库设置等功能，能够帮助完成对全系统的维护工作。

4）密钥管理子模块

该模块用于管理系统中的根密钥、机具设备密钥，同时进行用户卡密钥的生成、发放、更新、存储、应用和销毁工作。

2. 医院考勤管理应用

医院考勤管理应用可以分为人事考勤和后勤人员考勤。系统对固定节假日、考勤部门、考勤人员、考勤规则等要素进行统筹规划，员工只需要在到达和离开医院办公大楼的时候刷卡，系统即可根据打卡记录自动分辨员工的正常、迟到、早退、缺席等情况。同时，还可以在日常系统中登记员工的请假、外勤、加班等情况，并将上述所有数据汇总成报表供人事部门评定。此外，系统还可以针对特殊部门（如保卫处）设定复杂的"多时段""三班倒"等考勤规则。

3. 医疗流程管理应用

医院一卡通技术也可用于处理医院内与收费相关的办公流程。RFID 电子标签是持卡人在院内就诊的电子钱包和身份认证载体，持卡人在前台刷卡即可

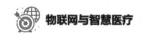

确认身份，完成缴纳挂号费、注射费、用药费，以及取药等。医院可对这些操作进行统一的流程管理，并通过数据接口和现有的医保系统对接。

4. 物联网医院食堂餐饮、订餐管理系统

医院食堂餐饮是一套比较重要的系统，不但要负责医院职工的餐饮，还要针对患者提供个性化的营养餐。常规的 IC 卡餐饮系统的设计比较单一，使用的软件也是通用软件，很少针对医院进行设计，所以建立一套基于物联网的餐饮系统很有必要，其既可以兼容多标签，又可以实现管理系统的个性化。该系统包括食堂餐饮 POS 系统、营养餐订餐系统。

1）食堂餐饮 POS 系统

整个系统由数据库服务器、高速以太网、前端 POS 售饭点、后台管理软件，以及前台就餐软件组成。网络传输使用成熟的以太网技术，采用星线式方式使系统与数据库服务器相连，前台机器采用"成品 POS 机+感应刷卡器"的方式，每刷一次，机器自动扣除指定的消费金额。由于系统采用星线式连接方式，所以即使某个售饭点发生故障，其他售饭点仍可以正常使用，为用户提供最大的可靠性。此系统特点如下。

（1）显示直观。采用 POS 系统，相较于数码管的电子售餐机，其界面显示更丰富。

（2）可靠的防伪体系。可兼容各类电子标签，杜绝了重码现象。窗口机具有自动识别伪卡的功能，如果发现持伪卡、假卡者售餐，窗口机就会自动报警。如果使用捡到的已挂失的卡用餐或售餐，售餐机就会报警。

（3）完善的数据处理功能。可以实现对某年、某月、某日、某阶段的报表处理，使各售餐点当次售餐情况、当天收入情况，以及售餐者每天、每月、每年的售餐情况一目了然。若售餐者感觉自己的售餐数据不切实际，则可以在系统中进行查询，系统的"清单查询"会真实记录其每天、每次售餐情况。管理者也可以知道自己的营业额，以及关于售餐情况、销售报表、日报表、月报表的详细记录。

（4）较高的系统可靠性。由于系统采用成品 POS 机、数据库服务器、工业标准的配件、高速以太网等成熟技术，系统故障率、可靠性均有较好的保证，即使某个售饭点出现问题，也可以不更改任何设置，立即起用备用设备，不会影响整个售餐流程。同时，也可以并行进行开户、充值、挂失等操作。

2）营养餐订餐系统

针对行动不便的患者和不能离开岗位的医务人员，配餐人员可持手持终端设备到病房和工作间，患者和医务人员根据菜谱订餐并刷卡扣费。配餐人员持手持终端前往工作室，将相关数据下载到营养餐订餐管理系统所在的计算机上，并打印一份送至食堂，食堂人员根据订单配餐、送餐。这种订餐模式减少了医院内不必要的行动，也减少了病菌传播及交差感染的途径。同时，使用 IC 卡每日、每餐结算，既减轻了医院的财务压力，又使资金流更加透明，从而提高了工作效率和医院的管理水平。

5. 资金管理应用

医院一卡通可以大大简化医院的资金管理流程，其包括存取款子模块、清算管理子模块、补贴管理子模块。

（1）存取款子模块：医院财务处通过此模块为 RFID 电子标签的电子钱包进行现金充值，包括个人充值和团体充值，充值后可用于院内消费、缴费等。另外，该模块还可以实现取款或无卡取款等特殊操作。

（2）清算管理子模块：提供包括数据更正、数据平衡、数据备份、数据整理、财务结算、自动转账、资料汇总、统计分析、消费查询等功能，并对医院一卡通系统涉及的所有费用进行统一结算和划账。

（3）补贴管理子模块：医院财务处通过此模块将补贴打入员工 RFID 电子标签的电子钱包中，以便进行院内消费。

从整个医院的资金管理流程来看，利用 RFID 电子标签的电子钱包功能，医院改变了以往的"先消费后还款（记账式）"的资金运作模式，变成了"先

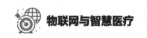

付款后消费",这对医院的资金平衡、流动性,以及安全性管理产生了良好效果。

6. 医院员工宿舍管理应用

RFID 电子标签应用于员工宿舍的门禁系统,医务人员凭卡进出宿舍大楼的门禁,配合监控摄像,有效防止了外来人员的闯入,为医务人员的休息和安全提供了保障。

7. 医院实验室管理应用

RFID 电子标签应用于实验室的门禁系统,医务人员凭卡进出实验室的门禁,有效防止了外来人员的闯入,并且可以记录实验室使用情况,保证实验室人员和设备的安全。

8. 麻醉手术室管理应用

医生在更衣室、洗消间、入手术间、手术开始、手术结束、患者出室的各时间点,利用 RFID 电子标签进行动态记录,使医院可以精确管理每个环节,从而缩短手术时间,提升手术室的利用率。

9. 查询管理应用

该功能使持卡人可以通过自助触摸屏查询医院的各种公开信息,如医院介绍、管理制度、收费标准、新增服务等。另外,持卡人也可以通过自助触摸屏查询自己的个人信息、缴费记录、用卡记录等。如此,既方便了来院人员自助获得各种公开信息,减轻了医务人员的工作负担,也使患者能够方便地查询自己缴费的记录,增加了信息透明度,提升了医院形象。

10. 巡更管理应用

保安按照预先设定的巡更路线进行巡逻,必须在指定的时间内到达下一个巡更点并刷卡,监控中心根据巡更记录对保安进行考勤管理。

6.2.3　门禁管理

RFID 电子标签还可以作为持卡人的电子门匙，用于开启医院内的各通道门禁，主要应用于病房、主要通道、重要办公室、隔离病房、隔离区域、限制进入的检测室，以及内有贵重设备的实验室和机房、药房、设备间与仓库等。通过在卡上或门禁控制器上存储持卡人进出各通道门的权限和有效时段信息，实现严密而灵活的通道管理，有效而礼貌地防止非授权人员进出。管理人员可以根据各通道门的安全级别自由设置持卡人或访客进出各门的权限、有效时段，以及如刷卡认证、密码认证、"卡+密码"等多种开门方式。门禁控制器记录的进出记录可以下载下来作为进出统计或事故核查的依据。

在特殊场合，如手术室、护士站治疗室、感染性疾病科等，由于护理人员进出有推车或有院内感染控制要求，传统的近距离门禁不适合实际使用，此时可使用远距离复合卡。远距离的读卡系统使实用性得到提升，例如，有源复合卡采用 2.4GHz 有源识别与 13.56MHz 高频读写技术复合，既能通过高频读卡器读取，又可以在远距离使用场合快速通行。

在病房探视采用市民卡 RFID 技术后，门禁管理和医院的 HIS 将实现有机物联，门禁权限的有效期限将会与患者的住院时间实时对应，同时让无关人员在设限时间内无法进入病房，可以提高病房的安全系数，在管理上真正能做到管理和患者信息对应。

6.2.4　重要患者管理应用

重要患者是指急诊患者、SARS 等急性传染病患者。

患者佩戴的 RFID 电子腕带具有呼叫、定位、对讲、体温感知等功能。同时，系统建立了一个重要患者的台账，用户可以在该模块中维护（增、删、改、查）患者的信息。患者携带了分配的定位标签后，医护人员可以通过定位标签定位每个患者的所在位置，从而获知患者分布情况。同时还可以实时监护患者

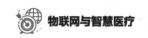

的生命体征（如体温、脉搏等）。目前，监护仪都放置在患者身旁，护士如果不在患者身边，那么她们也无法在护士站进行集中监护并发现异常，而主动式的 Xtive 标签可以直接监测患者的体温，提供实时的检测依据。

对于佩戴了电子标签的患者，当发生紧急情况时，患者可以通过触发标签上的呼叫按钮进行紧急呼叫。呼叫后，呼叫信息会传入系统，医护人员可以在系统中查看呼叫信息，并且点击信息查看当前患者所处位置，进行及时救护和治疗。如果采用对讲型的标签，护理人员就可以即时确认。

独特的 RFID 对讲系统使主动式标签更加智慧，只要佩戴 RFID 电子腕带的患者按下标签上的对讲键，就可以和医生对讲，直接掌握自己的病情。利用此系统，医院管理人员可以减少患者之间、患者与医护人员之间、医务人员之间的交叉感染，同时加强对急症危重患者的监控和管理，提高救护的效率。

6.3 全院移动设备定位和监控系统

在医院的医疗救护业务中，移动设备应用得非常广泛，如移动推车、移动病床、移动轮椅、移动检验样本推车等。如何实现对这些终端的定位和监控，以及如何通过对这些终端的定位和监控实现对医护过程的全程管理，是医疗物联网的重要应用目标。

通过 RFID 电子标签可以实现对移动病床、移动轮椅、移动发药车、移动标本车的实时定位和监控，同时，将条码和 RFID 电子标签的绑定可以实现对医疗过程的实时监控和定位。例如，检验样本已经使用条码实现了患者和样本的绑定，通过将样本条码和移动推车上的 RFID 电子标签绑定，医务人员在监控中心只要定位到样本推车，就可以实时定位检验样本，实现对检验样本的全过程管理；再例如，在移动发药车中放置了药品，药品均采用二维条码进行标识，通过把药品的二维条码标识与移动发药车上的 RFID 电子标签绑定，医务人员可以实时监控患者的药品发放情况及医嘱执行情况等，以此实现对全院移动设备的智能化定位和监控，达成对医疗过程的全程管理的目标，大大提高医疗安全和医疗质量。

此系统的特色如下。

（1）良好的非接触式操作，应用方便，系统操作简单且易用。

（2）灵敏性好，可以识别高速度运动的物体，并且可以同时识别多个设备。

（3）系统环境适应性强，不易受干扰。

（4）RFID 电子标签上的信息可以重复写入和擦除。

（5）数据安全性高（RFID 电子标签上储存的信息可以使用密码保护，通过使用加密算法使其内容不易被伪造和改动）。

（6）设备地理位置查询结果以图表形式显示，感性直观，定位精确，方便查找设备。

（7）设备地理位置查询数据准确，随设备位置移动实时更新。

6.4　消毒供应中心监控系统

现代医院的消毒供应室是医院医疗器材进行消毒灭菌和物品处理的供应中心，其既是全院污染物品、灭菌器材及物品的集散地，又是污染物的集中地和无菌物品的发放地，在消毒灭菌及隔离工作中具有重要地位。消毒供应室的主要职责是根据护理、诊断治疗的需要对医疗器械、医疗物品进行清洗和消毒，并将其配备成各类治疗手术器械包和布类包，经灭菌后，供全院各病房及医疗科室领用，使患者获得安全适宜的护理与治疗。由此可见，消毒供应室的工作质量直接影响医疗护理的质量和患者的安危。而如何减少医疗事故是当今医疗行业所面临的最大挑战，消毒供应室作为预防与控制医院感染的关键部门之一，其工作质量极其重要。

为了应对上述挑战，医院应建立以物联网为基础的消毒供应中心监控系统，结合使用无线网络技术和二维条码技术，使医务人员可以随时随地记录数据。由于使用了无线扫描专业设备等，减少了人为记录的环节，进而也降低了出错率。同时，此系统可对工作人员的操作及医疗器械的清洗、消毒工作进行实时且详细地记录，为日后追溯提供了可靠的基础。

此系统的结构如下。

（1）使用先进的无线网络，具有高稳定性、高性能、自动优化等特点，其作为整个系统的基础，可以为无线智能终端与后台管理软件的通信提供保障。

（2）业务软件系统实时记录工作人员的各种操作，以及设备之间的交接、使用情况、保存历史，便于日后查询。

（3）无线智能终端用于对各工作人员身份、设备类别的识别及记录，并实时将数据变化传输至消毒供应中心监控系统。

该系统可以将消毒各环节中的细节实时、准确地记录在数据库系统中，以此控制流程，并为使用过程追溯保留数据信息。

该系统的特色如下。

（1）全面符合 WS310.1、WS310.2、WS310.3 标准要求。

（2）基于无线网络技术，工作人员的操作与设备的变更可以随时随地被记录。

（3）无线网络使各环节的记录不受时间和地点的限制。

（4）操作简单，不需要经过专业培训即可使用。

（5）采用二维条码技术，适应高温灭菌条件，适用于不规则包装贴牌，识别率更高。

（6）可追溯供应室感染控制的所有环节，提高工作人员责任意识，降低感染发病率。

（7）规范消毒供应室工作流程，减少手工操作，降低出错率，提高工作效率。

（8）对未规范化管理的器械及过期器械进行及时预警，避免患者误用，降低感染率。

（9）动态分析科室备包的使用和过期情况，缩短备包放置周期，提高器械的使用率，有效降低医疗器械使用成本。

6.5　门禁系统

门禁系统作为一项先进的高科技技术防范手段，在早期已被一些经济发达的国家应用于科研、工业等领域和博物馆、酒店、商场、医院、银行、监狱等场所。由于系统本身具有隐蔽性、及时性等特点，其在各领域的应用越来越广泛。

主动式门禁识别系统具有以下优点。

（1）具有医院门户出入控制、保安防盗、报警等多种功能。

（2）方便内部员工或住户出入，同时杜绝外来人员随意进出，既方便了内部管理，又增强了内部安保。

（3）门禁系统作为智能医院中不可或缺的安保自动化的一部分，为医院提供了一个高效的工作环境，进而提高了管理的层次。

（4）能够实时监控进出人员的位置信息，查询并统计各位置人员的进出情况，统计人员的出勤信息，以及统计每天的人员中途进出时间。

（5）实现真正的免掏卡快速开门，人员可快速进出大门。

（6）功率极低，对人体无害（0.00491W）。

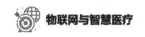

6.6　办公区域安全管理系统

6.6.1　系统介绍

办公区域安全管理系统主要由门禁控制部分和系统控制部分组成。门禁控制部分可以实现门的开关控制、身份记录、出入记录等功能。人员的身份信息通过刷卡被系统识别，由办公区域安全管理系统进行安全验证，确认该人员是否有权限在该时间出入此门并采取相应的动作。

常见的身份卡种类包括磁条卡、M1 卡、接触式 IC 卡和非接触式 IC 卡。对于工作人员的身份卡，如果需要集成多种应用，如出入停车场、餐厅就餐、消费、沐浴等，就要从安全性及卡片容量等方面进行考虑。

6.6.2　系统控制

系统控制主要包括信息处理和安全验证。信息处理包括对系统日常运行中产生的数据进行采集、归纳、存储和统计等。安全验证是指系统确认人员是否可以开门的过程。安全策略的制订及系统的权限设置只能由特定人员进行，以确保系统安全规则的安全性。读卡器通过安全模块确认身份卡的合法性，同时确保卡片的安全性。

6.6.3　系统功能

办公区域安全管理系统的基本功能如下，可以根据实际情况组合使用。

（1）考勤功能：根据人员出入记录实现考勤管理。可以实时监控人员出入情况，也可以较为方便地查阅历史记录，生成相关统计报表。

（2）时间设定功能：可以设置某个门在某个特定的时间段开启或关闭。

（3）脱机运行功能：通过软件进行设置后，控制器会记住所有权限并记录所有信息，即使软件和计算机关闭，系统依然可以正常脱机运行。

（4）实时监控功能：可以实时监控所有门的刷卡情况和进出情况，显示刷卡人预先存储在计算机里的照片，如果连接了门磁信号线，那么还可以看到门的开关状态。

（5）强制关门和强制开门功能：可以通过软件设置某个门为常开或常闭状态。

（6）远程开门功能：管理员可以在接到指示后，通过远程操作打开某个门。

（7）人员快速定位和查询功能：可以快速查询某个人现在在哪里，逗留了多长时间。

（8）消防人报警及紧急开门功能：如果控制器连接了报警输出及消防联动扩展板，当接收到消防开关信号时，扩展板连接的控制器所管辖的门就会全部自动打开，以便人员逃生。同时，还可以启动消防警笛并存储消防报警记录。

（9）联动输出功能：如果控制器连接了报警输出及消防联动扩展板，那么系统就可以在门被合法打开的同时，驱动另一个继电器同时工作，以便控制更多的设备，如开门时亮灯。

（10）非法闯入报警功能：如果没有通过合法方式（如刷卡、按按钮等）而强行开门或破门而入，系统监控界面就会提示该次报警的时间和位置，并语音提醒值班人员注意。

（11）门长时间未关闭报警功能：门如果被长时间打开，系统监控界面就会提示该次报警的时间和位置，并语音提醒值班人员注意。该功能需要通过加装门磁，或者选用带门磁反馈信号输出的电子锁并连接控制器来实现。

第 7 章

物联网与中医现代化

7.1 概述

中医药是中华民族的瑰宝，在人民健康保健中占有重要地位。近年来，中医医院信息化建设取得一定进展，信息化基础研究不断深入，初步建立起中医药统计信息、中医药文献、中医药法规等数据库，中医药应用网络初具规模，中医医疗质量监测网络、中药信息网络建设取得成效。

物联网技术的快速发展，也为中医药现代化、智慧化提供了重要支撑。在中医药现代化过程中，运用物联网技术可以实现中医药材追溯，解决长久以来中药材饮片市场质量监管存在的难题。使用物联网传感设备为患者"把脉"，可以实现手机远程中医诊脉，推动传统中医现代化、国际化发展。基于物联网的中医临床科研信息系统将实时采集患者信息，挖掘中医药诊疗信息，为中医临床科研服务。同时，在中医服务手段上，采用物联网对煎药流程进行追溯，提高煎药室的工作质量，保证患者的用药安全。另外，采用物联网技术加大对中医古籍的保护，降低管理人员的劳动强度。物联网将在传承、发展中医药事业，在"方便看中医、放心用中药"行动中大展身手。

7.2　物联网在中医现代化中的应用

7.2.1　物联网感知中药材追溯

长期以来，如何对中药材及中药材饮片进行质量监管一直是一个难题。一些中药材产地不明、农药重金属含量超标，一些中药材饮片存在炮制粗糙、增加水分、以次充好和假冒包装等质量问题，这些问题引起政府、民众和企业对药品安全的高度关注。

中药材追溯系统运用成熟的物联网传感技术，在市场流通中为中药材贴上物联网标签，记录种植、加工、检测，乃至物流和配送等各环节的信息，为管理部门和消费者提供了一个可查询的信息平台。在生态中药材基地，借助物联网传感技术，管理部门在药材加工企业与消费者之间搭建了一个吃"放心药"的平台，实现了中药材产品来源可查、去向可追、责任可究。

在追溯方式上，管理部门和消费者可通过手机或其他信息查询设备，借助互联网了解中药材产品的种植（养殖）、加工、流通全过程。中药材追溯系统通过特定的传感器，对道地药材生长过程中的温度、湿度、光照等进行全程监控，同时实时感知生产过程中增加的肥料、农药的化学成分含量等，将物联感知技术与《中药材生产质量管理规范》完美结合。

7.2.2　物联网在中医把脉中的应用

把脉又被称为切脉，是中医医生用手按患者的动脉，根据脉象了解疾病内在变化的诊断方法。脉象，可以被理解为脉搏的形象，由动脉搏动的显现部位（深、浅）、速率（快、慢）、强度（有力、无力）、节律（整齐与否、有无歇止）和形态等方面组成。脉象是中医辨证的一个重要依据，对分辨疾病的原因、推断疾病的变化、识别病情的真假、判断疾病的预后等，都具有重要的临床意义。由于动脉贯通全身，所以一旦人体脏腑发生病变，往往先反映在动脉的脉象上，有时症状还未充分显露，但脉象已经发生了变化。因此，实时监控患者的脉象对于疾病的预防和治疗具有重要的意义。

利用物联网的传感技术，可以对患者脉象进行采集监测，并将患者的脉象通过手机发送出去，进行数字化分析判别，再将数字化的脉搏信号进行数模转换，为传统中医的现代化发展提供基础。基于物联网的远程中医号脉，使患者在家中即可请医生对其脉象进行监控，其个人活动不受限制，正常生活不受影响，监测结果通过通信网络传送到远程医疗平台，通过网络实现对患者脉象信息的检测和诊断。

从技术实现的角度分析，基于物联网的远程中医号脉主要分为人体感知网络域、桥接协调节点和远程服务器终端三大部分。其中，基于物联网的人体感知网络是远程中医号脉的关键，人体感知网络实时监视和记录患者的脉象信息，并将脉象信息通过网关传输出去。人体感知网络主要置于人体内部经络、表面或其周边具有传感器、执行器并具备信号处理功能的微小节点，这些微小节点通过射频的无线网络技术进行互联，组成灵活的、可重构的网络。该网络的主要特征是，在不限制使用者的常规活动或不改变其行为的情况下，持续对其脉搏状态进行监测。人体感知网络的构建主要基于短距离通信技术，通过桥接协调节点完成对感知层采集的脉搏数据的存储和转发，远程终端服务器接收由桥接协调节点传送过来的脉搏数据并做出相应处理，供医生查看，以便其及时做出诊断。

目前，主要的短距离无线通信技术有 ZigBee 技术、蓝牙技术、Wi-Fi 技术和超宽频技术。

（1）ZiBee 技术是一种应用于短距离范围内、低传输速率下的各种电子设备间的无线通信技术，具有低功耗、低成本、网络容量大、网络安全性高等特点，但是其数据传输速率较低，远低于蓝牙的传输速率。

（2）蓝牙技术应用于全球统一开放的 2.4GHz 频段，是一种低功耗的短距离无线通信技术，具有开放性、兼容性和安全性，同时支持无线数据和语音传输，并且功耗低，对人体危害小，应用简单，容易实现。

（3）Wi-Fi 技术实质上是一种商业认证。Wi-Fi 技术对用户端开放其连接标准，并且支持漫游，但是也具有十分明显的缺点，如功耗高、传输质量较差、传输安全性不高等。

（4）超宽频技术是一种无载波通信技术，利用纳秒至微微秒级的非正弦波窄脉冲传输数据，具有系统复杂度低、发射信号功率谱密度低、对信道衰落不敏感、低截获能力、定位精度高等优点，尤其适用于室内等密集多径场所的高速无线接入。

远程中医号脉系统主要由脉搏传感器、蓝牙手机和远程诊疗平台组成。脉搏传感器采集人体的脉搏信号并通过其内部的信号调理电路输出模拟信号，模拟信号经过模数转换后，通过单片机的串口传送给蓝牙模块。蓝牙模块通过蓝牙无线链路将数据发送给蓝牙手机，蓝牙手机再将脉象通过移动通信网络传输给远程诊疗平台，而后，远程诊疗平台的医生获取脉象并对脉象信息进行诊断，为患者进行诊治。通过远程为患者把脉，医护人员可随时对患者的健康进行医学观察，同时可以及时对突发情况做出反应，并对患者的健康进行管理，不仅提高了居民的生活质量，还改善了居民的医疗状况。

7.2.3　基于物联网的中医临床科研信息系统

中医学与现代西方医学在基础理论、诊断过程、治疗机理和施治方法上存在较大差异。中医从功能和现象的角度认识生命和疾病的规律，无论是基础研究还是应用研究，都离不开临床的实践。以前，中医研究主要靠经验积累，在分析大量的原始病历和临床观察的过程中记录有用的信息，将信息收集起来并进行重组、融合和利用。实现这一过程的方法大多是使用纸张来记录，而重组则是通过大脑来完成，之后医生再将感悟和记录的结果应用于实践并进行升华。但目前，还未形成系统的现代生物医学的理论模型与机理解释，这将成为

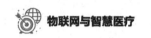

中医学发展、普及和步上国际化道路要解决的问题。

依靠现代信息技术、智能分析手段及大数据应用来归纳中医学的规律，再结合医学专家的理论解释形成医学发现、理论创新和实践指导，可以实现中医学的现代化及与其他医学理论的融合，加速中医临床科研发展。中医药临床科研一体化平台是多门新兴科学在信息技术研究和医学创新方法论上的重要重叠，其中一些重要的技术挑战需要进行跨学科合作与探索，涉及的相关技术包括分布式科研数据采集与共享网络架构、海量病例数据的存储技术、异构数据整合、数据服务发布、中医科研数据共享中的数据及安全等。基于物联网的中医临床科研信息系统将物联网技术应用于中医科研数据采集与共享网络建设，利用物联网强大的自组网和感知功能，全面采集各类中医临床数据，对数据进行融合，构建中医全点位数据仓库。

物联网是利用射频识别装置、各种传感器、全球定位系统、激光扫描等多种不同装置，配合嵌入式硬件系统，以及现代化网络和无线通信，同时应用分布式数据处理等诸多技术，协作实时监测、感知、采集网络分布区域内的各种环境或监测对象的信息，实现物与物、人与人的互联，并与互联网结合起来，形成的一个巨大的信息网络。

基于物联网的中医临床科研信息系统能够记录患者在治疗过程中的望、闻、问、切等各类信息，实时采集患者在医院内整个医疗过程中所产生的各项原始记录，把医院中与患者相关的各流程与环节整合到一起，同时把中医医治情况实时集成到电子病历系统中。电子病历系统通过无线感知网络与中医医院中的各系统无缝连接，并且能够对患者的生命体征进行监测，对患者信息进行获取。临床医生可以实时监测患者的情况，并通过自己的手机获得患者的治疗信息。当患者的生命情况发生变化时，系统能够实时通知医生，使患者能够得到及时有效地救治，而在这一过程中，医生也获得了大量的临床数据。

基于物联网的中医临床科研信息系统以临床和事实为导向，实时收集临床产生的大量实际数据，形成一个数据仓库，在此基础上进行数据挖掘，找出中医诊病规律，再将其应用到临床中验证，再产生数据，反复循环，形成中医临床诊疗大数据，同时寻求提炼中医药的治疗手段及经典精华。

7.2.4　基于物联网技术的煎药室质量管理系统

中药汤剂是最具中医传统特色的中药剂型,中药汤剂的煎煮好坏对药效有直接影响。中医煎药室承担着所有住院患者及部分门诊患者的中药煎煮任务,保证中药汤剂的煎煮质量是发挥中医临床疗效的重要环节。以往的中药煎煮多数采用人工煎煮的方式,对于煎煮过程无法进行追踪和控制,而基于物联网技术的煎药室质量管理系统可以对煎药过程进行监控,保证患者的用药安全,提高煎药室的工作质量。

(1)饮片调配:煎药室工作人员在收到医生开出的饮片处方后,对饮片进行调配。在调配完成后,为饮片包贴上 RFID 电子标签或二维码标签,标签中记录了处方号、患者姓名、年龄、急煎否、剂数、用法、取药时间等信息。调配人员通过手持设备上传调配人员信息。

(2)饮片浸泡:煎药人员通过手持设备读取饮片包上的 RFID 电子标签或二维条码标签,并记录饮片的浸泡时间。浸泡时间达到要求后,手持设备将自动提醒煎药人员将饮片装机。

(3)煎药装药:煎药人员通过手持设备读取煎药包的标签信息并填写代煎记录单,随后将记录单发送至煎药室质量管理系统服务器。代煎记录单上要填写加水量(第一次、第二次)、浸泡时间、煎药机号、煎药次数、煎药时间(第一次、第二次)、总上液量、包装机号码、包装规格、特殊煎药方法(如先煎、后下、另煎、烊化、包煎、煎汤代入水等)等信息。煎药室工作人员根据煎药操作规程在代煎记录单上填写煎药记录,并在系统中完成对整个煎药装药过程的操作记录。

(4)打印汤剂标签:煎药完成后,手持设备将提醒煎药人员饮片已煎好。煎药人员需要将带有患者信息的标签贴到汤剂包上。患者在取药时,通过自身携带的标签与汤剂包上的 RFID 电子标签进行匹配识别,确保取药安全。

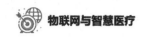

基于物联网的煎药室质量管理系统对煎药过程进行了全程追踪,确保了煎药质量和患者的用药安全。

7.2.5　基于物联网的中医古籍管理

中医古籍是中华民族几千年来防病、治病宝贵经验的结晶,是中华民族的优秀文化遗产。中医古籍文献中收录和记载了大量的理法方药、养生保健知识,具有极高的使用价值,是取之不尽、用之不竭的宝库。古籍属于不可再生的文化资源,近年来,尽管我国加大了对古籍的保护力度,使古籍的保存环境得到了改善,但随着历史的推进,古籍还是会悄无声息、不可避免地出现损毁,乃至消亡。中医古籍整体保存环境较差,各馆藏保存条件良莠不齐,中医古籍保护和传承情况令人担忧。

从古籍的收藏条件来看,专业图书馆藏书条件普遍较差,大多数图书馆根本达不到古籍保护要求,有的甚至将珍贵的古籍放在残破的书库中,致使其损害严重。通过使用物联网的环境感知技术,对古籍馆藏环境的温度、湿度和通风状况进行监测,并智能控制环境,为中医古籍的保护创造良好的条件。

目前,尚未破损的古籍也面临着迅速老化的威胁。现存中医古籍所用纸张主要为棉纸、皮纸、竹纸,均属于植物纤维,都存在老化衰亡的过程。我国现存古籍绝大多数已逾二三百岁,正处于纸张大规模老化的阶段。中国国家图书馆对馆藏善本、古籍的纸张酸碱性进行了检测,结果表明,pH 值已经从 20 世纪 60 年代的弱碱性或中性转变为现在的酸性。照此酸化速度发展下去,一百年后,纸张的 pH 值有可能会降到 5.0 以下,这意味着纸张将全面脆化,保存年限至多不超过两百年。采用物联网的环境感知技术对中医古籍的酸碱性进行实时监测,及时发现中医古籍的老化程度,并进行修复,可大大延长其寿命。

　　中医古籍的物联网标签除具有环境感知的功能外,还具有身份识别功能和定位功能。基于物联网的中医古籍管理系统不仅能够对馆藏环境进行监测,还能够对中医古籍进行识别和定位,一方面便于馆藏人员的管理,另一方面使中医古籍的查找更加便利,能够提高中医古籍的利用率,同时也能够防止中医古籍出现破损及丢失。

第 8 章

物联网与公共卫生

8.1 概述

公共卫生是物联网应用的又一个关键领域，包括医疗卫生共享机制、药品和医疗器械召回机制，建立计划免疫、疫苗管理、食品检疫、病源追溯监督系统；针对传染病和突发公共卫生事件，能够及时追踪病源和受感染人群，迅速切断传染源，控制疾病传播流行。从公共卫生安全领域来说，要加强安全生产管理和控制，包括对医疗卫生器械、产品、疫苗、食品等的管理，利用物联网技术建立现代化的医疗供应链管理和现代物流系统，并对特殊应用物品（如疫苗和血液等）和对温度与环境有要求的产品实行全程冷链监管。此外，对于食品、药品、疫苗防伪和追踪，以及现代化医疗服务业，要进行物联网体系建设，实行全程监管。对于与大众安全密切相关的水源、环境污染等也要使用物联网技术进行监控，防止不良公共卫生事件和事故发生，形成新型的智慧化的中国医疗安全服务体系。

8.2　疫情管理与急性传染病患者监测

对疫情管理与急性传染病患者的监测包括建立检验检疫、病源追踪追溯系统,针对传染病和突发公共卫生事件(如医源性感染、食物中毒、环境污染等),能够及时追踪病源和受感染人群。同时,对传染病症状进行监测,防止传染源扩散,做到早发现、早诊断、早隔离、早治疗。

1. 传染病疫情报告

根据《中华人民共和国传染病防治法》等相关法规文件所制定的传染病疫情报告制度,传染病疫情报告是为各级政府提供传染病发生信息,并且发布信息的重要渠道。各级疾病预防控制机构、医疗卫生机构、采供血机构及其执行职务的人员,在发布规定的传染病疫情时,或者在暴发、流行其他传染病及突发原因不明的传染病时,必须按照国家和军队规定的内容、程序、方式和时限进行报告。如果传染病患者是军队人员,那么要向军队疾病预防控制机构报告,同时通报患者所在单位;如果传染病患者是地方人员,那么要按照属地管理原则向当地疾病预防控制机构报告。

2. 传染病报告程序

传染病报告实行属地化管理。实行首诊医生负责制,医院内诊断的传染病病例的报告卡由首诊医生负责填写,再由医院预防保健科的专业人员负责利用互联网及时通过中国疾病预防控制信息系统进行网络直报。暴发疫情的院外现场调查传染病病例报告卡由属地疾病预防控制机构的现场调查人员填写,并由疾病预防控制机构报告。

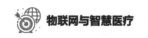

3. 传染病报告责任

各级疾病预防控制机构或医疗机构在接到任何单位和个人报告的传染病患者或疑似传染病患者后，要认真做好疫情记录，登记报告人、报告电话、报告事件、疫情发生时间、疫情发生地点、发病患者数、发病原因等，并立即报告上级疾病预防控制机构与同级卫生行政部门，同时进行调查核实。

4. 传染病患者管理

在对传染病患者的监测及安全管理中，从门诊挂号开始，就要通过 RFID 对患者的基本信息及电子病历信息进行管理，例如，对于患有应专项管理的传染病（如性传播疾病、结核病、艾滋病及 HIV 感染）患者进行远程监护，通过在患者的手腕处加装 RFID 电子腕带来存储服药剂量、时间等信息，使患者在正确的时间使用正确剂量的药物。

8.3 防疫场所的智能识别、检测及自动消杀处理

防疫场所的智能识别、检测及自动消杀处理包括以下 4 项内容。

（1）非接触体温测试。

（2）流动人员的分类识别。

（3）使用智能机器人对环境进行消杀。

（4）远程控制公共卫生管理设备。

8.4 建立公共卫生智慧管理系统平台

运用物联网、RFID 电子标签、传感技术，建立高效、智能、实时的公共卫生管理平台，实现如下功能。

（1）对传染病病源全程追溯、实时监测，对管辖范围内实施全要素闭环管理，可以同步管理、监测上千个场所。

（2）实时显示管控对象（如感染者、物品、环境等）的数据指标。

（3）远程监测食品、水源等的污染情况。

（4）根据法律法规或预定标准值，对公共突发卫生事件进行自动预警或报警。

（5）根据公共突发卫生事件要求自动启动各种预案，进行智能决策并及时治理。

（6）建立公共卫生应急资源及应急预案管理档案。

对应急人员、专家、设备、场所、医疗资源等信息进行统一管理与调度，利用 RFID 电子标签快速定位、及时响应，实现立体化的、全方位的应急指挥。

要求急性传染病患者佩戴具有特殊标识的 RFID 电子标签，减少医护人员与急性传染病患者的过多接触，最大限度地控制传染病菌的传播，确保同类患者的医疗护理过程一致。同时，掌握传染病发病的早期预警信息，及时对可疑的传染病疫情展开调查并采取防控措施，确保公共卫生安全。

第 9 章

物联网在医疗质量安全管理方面的应用

9.1 概述

医疗质量安全管理主要集中在诊疗过程的质量控制、药物的合理使用、医疗设备的运行质量监控、各种检查的及时性与合理性控制、医院感染监控、输血安全控制、新技术与新业务的准入与管理、病历书写质量的监控等环节。这些环节出现错误是由于管理链路上出现了缺陷，并且未被及时发现与控制，如质量监督制度与相关工作流程管理不规范、组织结构不合理、信息沟通存在障碍等，这些缺陷由人为或非人为因素导致。

RFID 技术在医疗质量安全管理方面的应用可以全面提升患者安全、医疗质量、患者满意度和管理效率。

9.2 医疗急救管理

在突发公共卫生事件中，在患者多、无法取得家属联系、有危重患者等特殊情况下，借助 RFID 技术可靠、高效的信息储存和检验方法，可快速确认患者身份，确定其姓名、年龄、血型、紧急联系电话、既往病史、家属等相关详细信息，并完成入院登记手续，为急救患者争取治疗的宝贵时间。

在应对突发群死群伤急救事件时，RFID 技术快速便捷，可以充分满足应急救助的需要。

（1）针对患者：传统人工登记速度慢，错误率高。使用 RFID 电子标签可以快速确认患者身份，完成入院登记，同时，使用阅读器读取信息，在短时间内可以迅速获取患者需要进行的急救事项，并且存储治疗过程。

（2）针对救援人员：在应对自然灾害时，应用 RFID 技术可以为救援人员提供必要保护，当救援队进入抢险区后，如果佩戴了 RFID 电子标签，在发生意外时就可自动显示救援人员的位置，有利于其获救，防止次生灾害造成损失。

（3）针对医院的应急药品储备管理：采用 RFID 技术可以及时了解应急药品的分布、储量，便于应对突发急救事件。

（4）针对常用急救设备：如对呼吸机的管理，采用 RFID 技术可以有效追踪设备储量及其分布，便于应急调配。

9.3　血液信息管理

目前，我国各级血站和医院主要采用输血袋条形码技术对血液流程和血液制品进行管理，其缺陷主要在于：①防伪性能差；②信息量小，质量跟踪难以保证。RFID 技术的防伪与识别功能能够提高血液管理的准确性和安全性，对采血过程实现全程跟踪管理，可以预防窗口期感染，并且及时、合理、科学地调配用血。

（1）窗口期感染防范：如在为患有艾滋病、肝炎等慢性传染病的患者采血时，可能会存在患者已感染但检验指标尚未体现出来的情况，使得已感染的血液被输入受血者体内，造成交叉感染。使用 RFID 电子标签可以对供血者进行

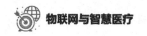

追溯，避免此类现象的发生。

（2）用血调配：在用血高峰，当某种血型血液缺少但不存在大规模受伤人员时，使用 RFID 电子标签可以便捷掌握整体储血情况，有利于血液统一调配。

（3）杜绝用血浪费：应用 RFID 技术并利用其报警功能，对贮血过程中造成的血液弃用情况严加防范，保护民众献血热情，杜绝渎职浪费。

RFID 血液网络管理系统包括血站管理系统、医院管理系统、献血证管理系统，以及血液信息管理系统。

1）血站管理系统

在采血、初检、复检、成分分离、入库、出库等各环节中，血袋的相关信息全部被写入数据，重要信息被写入标签，其中也包括每个环节涉及的工作人员的身份信息。

2）医院管理系统

RFID 终端机和读写器读写医院接收的 RFID 电子标签中的数据，在为患者输血后，将规定的接收信息通过 RFID 终端机和读写器写入血袋的 RFID 电子标签，同时将数据传入政府管理部门数据库，待患者输血完毕，再将血袋上的 RFID 电子标签进行技术处理，然后交给医院和患者保存，同时作为维权的法律证据备用。

3）献血证管理系统

为颁发的《无偿献血证》粘贴 RFID 电子标签，标签内写入献血者的基本信息、献血及用血记录，同时写入指纹或视网膜等唯一识别身份的生物特征信息。对于在身体检查或血液检验中发现携带艾滋病或丙肝等病毒的献血者，将其列入全国血液中心网络管理数据库的禁献人群名单库，杜绝其再次献血。

4）血液信息管理系统

（1）优化供血环节。此系统采用 GIS（地理信息系统），通过对某一地区的地理、流动人口进行信息分析，计算在每个区域配置多少个采血点和储血点最为合理，优化全市储血点布局。

（2）掌握供血现状。展示一段时期内各采血点的采血数据，包括全市各城区的血型种类、献血人口数量、不合格献血者数量及其分布等信息，从而了解某一城区的血型偏型情况、血液需求情况，进而制订相应的供血贡献策略。

（3）统一血液供需信息平台。医院端可以通过血液网络管理系统提交预定用血订单，将血液信息快速扫描入库，杜绝因手工操作出现错误。各储血点、医院定期上报血液库存情况，掌握血型过剩或紧缺情况，使血站在采血时更有针对性。血液中心可以合理调剂，及时调配医院紧急用血，将多余的血浆转到需要的医院。

RFID 血液网络管理系统建立了各级政府管理部门和血液中心互联互通的全国血液中心网络管理数据库，用于接收和保存各级血站及医院提供的采供血和用血的相关信息，供各级业务管理部门监督。同时，可以开展网上查询服务，为献血者无偿用血和医院处理医患冲突提供必要的公证数据，也有利于节约血源，在全国范围内调节血液的使用，尤其是稀有血型血液的使用。

9.4　移动门诊输液管理系统

门诊输液室作为医院的服务窗口，是患者了解医院、认知医院的重要场所。门诊输液室每天需要接待大量的患者及家属，是人流量相对集中且日流动性较大的场所，门诊输液室的护理工作也是医院医护工作的重要环节之一。

门诊输液工作繁忙、琐碎，工作重复性强，同时输液的患者较多，使用的药品种类较多，以及受各种人为因素影响，门诊输液用药的风险可能会增加。随着近年来医疗市场竞争加剧，以及患者自我维护意识增强，医院的门诊输液工作要变得更安全、更高效。如何消除门诊输液环节的安全隐患，为患者提供安全、优质服务，是医院管理者极为关注的问题。

应用 RFID 电子标签或条码识别技术建立移动门诊输液管理系统，可以极

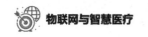

大地提高输液安全。

移动门诊输液管理系统的流程和医院原有的流程主线相同,均包括患者取药、护士配药、护士给患者输液、患者呼叫护士寻求帮助的环节。

(1)药剂师在给患者药物和处方时,使用条码打印机打印二维条码,使用条码实现输液信息的电子化管理。

(2)患者把药物和处方(印有上述二维条码)送达护士工作站,护士在接单时使用条码扫描枪扫描患者处方上的二维条码并提取信息,生成本系统的源数据。

(3)接单护士工作站的条码打印机会打印两类条码(双联条码,即患者信息联和药袋),一类贴在输液袋上,便于在输液过程中核对信息,另一类则使用不干胶贴在患者身上,由患者随身携带,用于记录其个人信息,如姓名、出生年月等,便于对患者身份进行数字化核对,避免混淆同名患者。

(4)输液前,在护士扫描完药袋上的条码后,输液大厅的叫号系统会对需要输液的患者进行输液叫号,确保门诊输液室的工作井然有序。

(5)护士在为患者输液时,利用手持终端(MC55)扫描患者身上的和输液袋上的条码,匹配二者信息,并以此为输液操作开始的前提。

(6)患者在输液过程中如出现不适反应,或者需要接触、拔针时,可利用座椅上的无线呼叫单元按钮呼叫护士,护士的手持终端(MC55)将显示需要帮助的患者的座椅号、姓名、目前正在输液的药物名称、下一瓶输液药物名称等信息。同时,使用条码扫描进行核对的方式替代了以往人工核对输液巡回单的方式,提高了信息的准确性和护士的工作效率。

(7)护士在进行接瓶操作时,需要使用手持终端(MC55)扫描患者携带的条码和输液袋上的条码,只有在二者信息匹配的情况下,才可以进行接瓶操作,以此来确保用药安全。

(8)输液结束后,系统自动打印输液结果单并存档,以便医院日后查询。

移动门诊输液管理系统具有以下 5 点先进性。

（1）使用条码核对代替人工核对，通过条码实现输液信息的电子化，保证药物信息、患者信息能够正确匹配，确保用药安全，减少医疗差错。

（2）根据患者身上的二维条码确认患者身份、输液座位号等信息，既能保证医院门诊输液室的位置安排井然有序，又能帮助护士及时准确地响应患者的呼叫。

（3）护士随身携带的手持终端（MC55）可以随时随地接收患者的呼叫信息，提供快速服务和高质量响应，同时确保门诊输液室具有安静的环境。

（4）管理者可以通过系统生成报表，根据表中的执行患者数量、扫描次数与差错记录等信息来考核护士的工作数量及质量。

（5）结合使用移动计算技术和移动识别技术，为患者提供人性化服务，不仅保护了患者的用药安全，还提高了医院的社会声誉。

9.5 生命体征动态监测系统

生命体征指的是机体的内在活动的客观反映，如体温、脉搏、呼吸、血压，它们在临床上被称为四大体征，可以作为衡量机体健康状态的基本指标和依据，医学上常用其来判断患者的病情轻重和危机程度，从而为临床准确诊断、及时治疗、正确护理提供第一手依据。

目前，患者生命体征的采集工作主要由护士完成。当前，国内外大部分医院都要求在进行生命体征测量时，护士必须到患者床边进行测量和记录，再将得到的数据录入护士工作站。这种方式存在以下 3 个问题。

（1）生命体征信息采集效率低下，涉及的人工操作使护士的工作量增加。

（2）存在传染病交叉感染的可能性。

（3）传统的采集方式存在一定弊端。以测量体温为例，如果患者存在精神

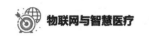

异常、昏迷、呼吸困难等情况，就无法正常采集。

生命体征动态监测系统采用先进的 RFID 技术，能够实时监测患者的各项生命体征，如体温、脉搏、呼吸、血压等。目前已实现体温动态自动采集和监测，只要患者随身佩戴内置温度感应器的 RFID 电子标签，就能够实现对其体温数值的动态采集，实时监测其当前活动区域。对于脉搏、呼吸、血压等，在使用无线生命体征监护仪实时采集患者的体征信息后，可以通过医院 WLAN 将数据动态地发送给后台。这些数据会实时传送至后台监控数据库，医生和护士工作站可以实时调阅这些数据，一旦患者的生命体征数据出现异常，医生和护士工作站就会实时接收到这些提醒和告警信息，为提前介入治疗提供保障。

各类支持 Wi-Fi 的生命体征监护仪也可以通过智能信息接收终端和生命体征动态监测系统，自动将采集到的患者的准确生命体征数据传送至后台服务器。

分析该系统的实际应用场景可以得出，通过 RFID 电子标签监测到的体温，精确度可与耳温、腋温、口温等测量值相比拟，其精确度在 ±0.3 摄氏度以内。

生命体征动态监测系统具有良好的数据开放接口，可以将实时监测到的数据显示在监测界面上，也可以实时向 HIS 传输体温等信息，使医生、护士可以与相关科室更好地共享患者信息。

随着生命体征动态监测系统的应用，医院的护理服务水平也大大提高。护士不必影响患者休息，就可以立即监测到患者当前的体温情况，既减少了护理人员的工作量，又使他们有更多的时间来完成其他任务。

相比原有的手工测量，目前使用的生命体征采集 RFID 电子标签在采集体温时不仅在数据反馈时效性、操作便捷性上具有优势，更重要的是，如果患者体温偏高或偏低，此时若同时进行"手工与腋温测量"和"生命体征标签动态采集"，RFID 电子标签采集能够提前 30～60 分钟得到正确的体温值，即当手工测量的部位为口腔或腋下时，患者的体温变化有"延时"，而"生命体征标签动态采集"的部位为下腹部的动脉血管表皮，能够第一时间感知患者体温变化，测量出的体温值更准确、更及时。

9.6　新生儿防盗与母婴配对管理系统

医院妇产科在婴儿出生时，通常通过母婴佩戴的标签手环来识别母亲及婴儿的身份。此手环使用手写标识或条形码，容易被调换，所以辨识错误是最容易发生的新生儿医疗纠纷。一旦发生辨识错误，家庭和医疗机构都会受到极大影响。

医院现有的管理制度不允许探视家属随便进入病房区，而且有人数控管、控制闲杂人员随便出入等机制。但实际管理中，进入病房区的大门为敞开式，楼梯、电梯也可以直接通往病房区，有些母婴室也是敞开式的，外人很容易进入，不同母婴室的人员也可以随便走动……在这种情况下，难免会发生新生儿抱错、婴儿被盗的事件。

以患者安全为中心，以追求卓越医疗服务质量为目标，医院除应为产妇及新生儿提供医疗服务外，还应该承担安全保障义务，采取一切可靠的安全措施，防止人员随意进出，禁止无关人员入内，避免嫌疑人能够抱着婴儿畅通无阻地离开。

新生儿防盗与母婴配对管理系统正是这样一个系统，其提供了能够正确无误辨识母婴身份的方法，确保母子同室安全，通过 RFID 系统的应用，借助精准的感测网络，主动对新生儿进行完善而严密的辨识及全程追踪监测。

新生儿防盗与母婴配对管理系统的特色如下。

1）防止婴儿抱错

每个婴儿标签中都有一个独一无二的 RFID 电子标签，将婴儿标签的唯一码与医院系统对照，可以准确辨识每个新生儿的身份，并且与系统中母亲的病

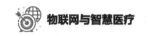

历数据配对。多重身份认证机制能够避免抱错婴儿的危险发生。

2）防止婴儿盗取

婴儿 RFID 电子标签中内建了多重传感器，除了红外线测温器可以用于判断标签是否被移除新生儿身体，还有震动侦测装置可以针对微小的移动发出信号，对于不正常的移动，此装置可以率先发出警报。除特殊情况外，母亲与婴儿都会待在一个特定的区域内，这个区域就是系统检测的安全区域。当婴儿被非法移动时，系统会立即警告提示并提供客观的历史记录。

3）新生儿实时体温监测

高精准度的双红外线测温器除了可以用于判断标签是否被从人体上移除，还可以针对新生儿体温的变化，各自校正体温基准值，以实现实时、精确温度监测，一旦出现异常的温度变化，标签除了会以灯号与声音进行警示，还可以立即向后端系统发出警报，使护士与监控站都可以实时处理。

9.7 移动临床护理系统

移动临床护理系统应基于数字化医院框架的整体架构进行设计开发，通过建设 3 个完善的基础平台（综合通信平台、综合信息服务平台、信息快速检查平台），满足医院服务的要求。此系统不仅能实现医院内部信息数字化，而且医院与患者的信息交互、医院与医院的信息交流，以及医院与社会的信息互联都可以数字化。系统以无线网络为依托，将手持终端与医院各信息管理系统相互连接，通过应用无线局域网技术、二维条码技术和移动计算等先进技术，实现电子病历的移动化，使医护人员可以在病床边实时输入、查询、修改患者的基本信息、医嘱信息和生命体征等，以及快速检索患者的护理、营养、检查、化验等临床检查报告信息。通过将二维条码技术应用于患者腕带、药品标签、生化标签和标本标签等，使用手持终端扫描腕带上的标签信息，快速准确地完成对出入院、临床治疗、检查、手术、急救等不同情况下的患者、药品和标本等的识别。

移动临床护理系统的特色如下。

1）电子病历移动化，将电子病历从桌面应用转变为移动应用

当前，国内各大医院纷纷开展电子病历系统建设，但是电子病历的实际应用仅局限于桌面级。随着医疗文书的电子化程度逐步加深，医疗文书的手工录入和调用方式成为推进电子病历应用的瓶颈，无法解决实时电子化的医嘱执行、生命体征录入等问题。移动临床护理系统的应用使医护人员能够随时访问电子病历，及时记录患者的相关信息并获得完整的诊疗信息。

2）加强医院管理效率和力度

移动临床护理系统运用高效、实时、移动化的信息处理方式，实时记录医院各环节的医疗信息、医疗过程和收费过程，以便医院管理者及时准确地掌握医院各项信息，有利于医院管理层根据情况实时做出决策判断，完善医院的考核体系，提高医院管理效率和管理力度。

3）减少医疗差错和事故

利用一维条码技术、二维条码技术和 RFID 技术，标记和识别药品、生化标本、设备、医护人员，以及患者身份等信息，不仅可以快速进行信息对应关系的确认，而且也可以有效杜绝人工判断差错的产生。

4）减轻医护人员的工作强度，提高医护人员的工作效率

手持终端的应用使医护人员能够随时随地获得和处理患者的诊疗信息，降低医护人员的工作强度及工作压力，也全面提高医护人员的各项工作效率。

5）优化信息存取流程

条码、RFID、移动计算等各项成熟技术的使用大大减少了医护工作中的海量信息录入、手工抄写等工作环节，优化了医院信息与患者信息的采集、存储、调用流程，杜绝了医疗信息获取中重复、遗漏、不准确现象的发生。

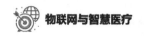

9.8 药品的监控管理

借助物资管理的可视化技术，实现药品生产、配送、防伪、追溯可视化，避免出现公共医疗安全问题，同时借助 RFID 电子标签实现对药品从科研、生产、流通到使用过程的全方位实时监控。在药品出厂的过程中，在对产品进行自动包装时，安装在生产线的读写器可以自动识别每个药品的信息，并将信息传输到数据库。在药品流通的过程中可以随时记录中间信息，实施全线监控，例如，通过对药品运输及储存环境条件的监控来为药品品质提供保障。当出现问题时，可以根据药品名称、品种、产地、生产批次、加工、运输、储存、销售等信息，实施全程追溯。

1. 药品防伪

RFID 电子标签是依附在药品上的身份标识，其具有唯一性，难以复制，可以起到查询信息和防伪打假的作用，是查处假冒伪劣药品的一个非常重要的手段。例如，把药品信息传送到公共数据库，患者或医院可以将 RFID 电子标签中的内容和数据库中的记录进行核对，识别假冒药品。

2. 药品安全

RFID 电子标签在处方开立、调剂、护理给药、患者用药、药效追踪、药品库存管理、药品供货商进货、保存期限及保存环境条件等环节，可以辅助实现对药品制剂的信息化管理，确认患者使用的药品种类，记录药品流向及保存批号等，避免出现用药过失，确保患者用药安全。例如，药物不良反应监测、控制和追溯系统使用 RFID 电子标签，在药物存在配伍禁异时可以进行报警提示及控制，在患者服用药物发生不良反应后，自动追溯使用过程，分析问题产生的原因。对毒麻药品的安全管理包括对毒麻药品的使用监控、库存监控和有效期监控，避免相关药品遗失和滥用。

3. 药品存储

将 RFID 技术应用于药品的存储、使用、检核流程，简化人工记录与纸质记录，防止药品缺货，并且便于药品召回，避免相似的药品名称、剂量与剂型之间发生混淆，强化药品管理，确保药品供给及时、准确。

4. 药品追溯

使用 RFID 技术可以准确记录物品信息和患者身份，以及药品使用环节的基本信息、不良反应所涉及的特定药品的信息、可能出现同样质量问题的药品的地区、问题药品所涉及的患者、尚未使用的问题药品的位置等。通过这些信息追溯到不良药品及相关患者，及时控制所有未投入使用的药品，为事故处理提供有力支持。

9.9　临床医疗护理管理

1. 医疗过程管理

医生每天的工作千头万绪，包括就诊、查房、处理医嘱、手术等，要根据每位患者的病情、病史来制订治疗方案。移动医生工作站整合医院信息系统资源，集成了如 PACS、超声、病理检查报告系统、心电监护、手术麻醉、放疗化疗、电子病历书写等多个第三方专业临床医用信息系统。医生可调取患者的任何资料，例如，患者的电子病历；各种影像学检查，如磁共振成像（MRI）、计算机断层扫描影像（CT）、X 光片；以及病理报告、B 超报告、检验单等临床信息。移动医生工作站可以使医护工作人员的工作强度减轻、差错率降低，使广大患者可以随时、快捷地了解自己的治疗进度，为医疗质量的持续改进提供了更好的保障。

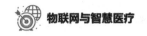

2. 护理过程管理

护士工作的特点之一是移动性大，大量工作在患者床旁完成。如果护士想要获取患者的各项详细信息，就需要进入护士站的计算机系统，将医嘱打印后带入病房执行。护士对患者实施的护理内容，一部分记录写在纸上，等回到护士站后再进行二次录入；而另一部分记录只能保存在纸上，在执行医嘱后无法在计算机上签字，这会导致反馈不及时。

临床护士移动工作站利用无线传输技术和手段，使护士在权限许可的条件下，能在网络的覆盖范围内使用 PDA 对患者的护理信息进行记录、更新和储存。这是医院信息系统（HIS）服务的延伸，即将信息查询和采集延伸到了病床边，实现了护士工作的实时、适时、限时、动态、量化管理。其改变了原有的护理工作方法，减少了大量重复劳动，提高了护理工作的效率和管理水平。

3. PDA 的功能

PDA 具有以下 6 个功能模块。

（1）床位一览表：显示所有在编床位患者的基本信息，包括姓名、性别、年龄、床号、ID 号、管床医生、入院临床诊断、手术时间、护理等级、预付款及已用款。

（2）治疗执行单：显示每位患者当日的所有治疗，包括服药单、输液单、小治疗单、膳食单、护理单。同时，也可以显示已执行和未执行的医嘱，能在执行临时医嘱的同时，签署执行者的姓名和时间。

（3）医嘱记录单：清楚显示每位患者所有的医嘱内容，以及该医嘱为长期医嘱还是临时医嘱，同时反映该医嘱为正在执行的长期医嘱还是已经停止执行的长期医嘱，以及当日的临时医嘱执行情况等。

（4）生命体征记录单：包括患者入院后的生命体征记录，各种入量、出量及各种引流量等。

（5）护理记录单：随时记录患者的病情变化。

（6）影像学和实验室检查结果：随时显示该患者所做检查的结果，可在屏幕上使用不同颜色醒目区分检查结果正常与否。

PDA 的优点如下。

（1）PDA 已成为护理人员不可或缺的工作助手，护理人员通过 PDA 下载每位患者的全部医疗信息，同时利用 PDA 和无线网络将患者的生命体征数据、治疗护理信息实时录入并上传系统，实现了护理信息数据的永久保存。

（2）实现了无纸化办公，从而降低了各类表单定期改版印刷及病房存放管理等人力、物力成本，降低了对各项表单的印刷及储存空间的需求。

（3）实现了对患者信息的动态采集，规避了医疗风险，保证患者的病情在第一时间得到处理，减少或避免了医疗纠纷的发生。信息的及时性更确保了床边查对制度的落实，增加了护理安全系数。

（4）优化了工作流程，提高了护理管理的实效性。护理工作实现了网络化管理，护士只要随身携带 PDA，就能实现对患者信息的动态采集，能够准确、实时记录执行医嘱的时间和操作人，能够更加详细、准确地显示患者信息，同时能记录 24 小时中每个时间点患者的生命体征，数据可以精确到分钟。

（5）利用无线网络的实时传递特性，医生在第一时间就可通过网络信息掌握患者的病情变化，及时制订、调整诊疗方案。

（6）各种执行治疗单无须手工转抄，大大减轻了护士的工作量，避免了多次转抄所造成的差错和遗漏，从而降低了护理手工记录所造成的人力成本浪费，不仅提高了护理工作的效率，也提高了护理工作的管理质量，优化了护理工作流程。

（7）严格管理护理质量，对护理工作进行全程监管，使护理工作由事后管理转变为过程监控与环节管理，提高了护理管理的安全性，降低了医疗风险。

（8）护士在执行完各项治疗护理措施后，PDA 将自动显示执行时间和执行者姓名，为电子签名的实施提供保障。每位住院患者均佩戴一条属于自己的腕带，用来储存姓名、ID 号及条形码。每个输液瓶签上、治疗单上、发药袋上均有与患者信息相对应的条形码。护士在执行服药、注射、输液等治疗时，需扫描患者腕带上的条形码和相应治疗单上的条形码，在确认信息后，PDA 上会显示"执行成功"字样；否则，会出现"与医嘱不匹配"字样，以此降低护理差错率，同时减少出现因相继为几位患者治疗而不能及时到计算机上签名，从而发生错签、漏签的情况，保证医嘱执行的及时性和准确性。

（9）加强了医、护、患间的配合，PDA 的即时显示功能减少了医护语言沟通过程中的信息传递失误，能够及时有效地为患者提供各种信息，有利于建立良好的护患关系。

（10）方便、快捷、小巧、便于携带，PDA 能实时与办公室的医生工作站和护士工作站同步信息，大大提高了工作效率。

PDA 的运用改变了原有的工作模式，重塑了工作流程，使护理管理更加严谨、科学、智能化。其能详细记录每一项护理工作的实际执行者，记录操作时间（精确到分钟），同时明确责任，为医疗纠纷中的举证提供可靠的依据，并且缩短患者等待时间，使护士有更多的精力照顾患者，及时提供健康宣教，更好地实现医院"以人为本""以患者为中心"的整体化护理管理。

9.10　住院患者行踪定位及报警系统

基于 RFID 技术的住院患者行踪定位及报警系统能够将患者位置和活动路线实时显示在监控中心的计算机或屏幕上。

此系统的工作原理如下。

首先，在医院各门口和所有患者可能经过的通道安放若干个读卡器，具体数量和位置根据医院现场实际工况和要实现的功能要求而定，读卡器将通过网络布线和地面控制中心的计算机联网。

其次，为每位患者佩戴一个电子腕带（内置 RFID 电子标签），当佩戴电子腕带的患者进入医院后，只要通过或接近安置在院内的任何一个读卡器，读卡器就会马上感应到信号，同时立即上传到控制中心的计算机上，计算机就会判断出具体信息（例如，是谁、在哪个位置、具体时间），同时把信息显示在控制中心的大屏幕或计算机显示屏上并做好备份。管理者也可以根据大屏幕上或计算机上的分布示意图点击院内某一区域，计算机会立即把这一区域的人员情况统计并显示出来。如果患者在规定时间内离开所在病房，控制台将报警并显示人员位置和相应信息。同理，如果患者在规定时间内不在房间或走错房间，控制台依然会响应，并提示管理员进行相应的管理操作。

控制中心的计算机会根据一段时间内的患者移动信息，整理出这一时期每位患者的各种活动表。另外，一旦院内发生事故，管理人员可根据计算机中的人员分布信息马上查出事故地点的人员情况，再使用特殊的探测器在事故处进一步确定人员位置，以便准确、快速解决事故。

供患者使用的普通电子腕带的识别距离是 2~80m，先进的防碰撞技术可以同时识别 200 个/秒以上的标识。带在患者的手腕上的电子腕带具有防拆卸功能，如果患者自行拆卸，电子腕带就会报警。另外，腕带中的 RFID 电子标签中会存入该患者的身份信息，包括姓名、性别、年龄、病史，等等。

手持式读写器是一款 PDA 读写器，可用于患者管理、检测，手持终端通过无线局域网随时与服务器保持通信，或者使用 USB 接口和服务器进行数据交换。

9.11　其他应用

1. 监控中心可视化平台

监控中心可视化平台由数据服务中心、数据管理系统和监控中心三部分构成。监控中心运行于监控终端，数据服务中心实现监控终端与数据应用平台的连接，数据管理系统在监控终端实现入网网点管理和其他相关管理，监控中心

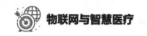

提供了在可视化的地图界面上进行网点定位监控及报警处理的功能。

2. 数据应用平台

数据应用平台由 Web 应用程序、应用服务器、系统监控软件组成。监控系统的数据由以上各部分提供，集中存储在监控系统数据库服务器中，数据应用平台可以在移动办公时使用。

3. 实验室安全管理

对有毒菌株实施 RFID 电子标签管理，对其严格监控，杜绝其遗失或流入社会，造成传染病流行，同时在发生意外时进行追踪管理。

4. 高危物品管理

（1）放射源管理：对医院的放射源实行 RFID 电子标签管理，便于对其严格监控，杜绝遗失，以及一旦遗失，可以及时追踪其去向。

（2）化学试剂管理：防止贵重化学仪器、器件、试剂损毁或被盗，同时保护温度敏感试剂、药品和实验室样本。

第 10 章

物联网与医院环境

10.1 概述

医院环境不仅是医院开展各种业务的载体和基础,还是改善医疗服务不可或缺的重要组成部分,也是患者可以直观感受的医疗空间,影响着患者的舒适度和满意度。随着经济社会的发展和人民生活水平的提高,群众对医院及其提供的医疗服务的要求也越来越高,现在国内大部分医院的环境建设还相对滞后,尚不能全面满足患者的要求和期望,也不利于自身的运营和管理。

物联网基于智能传感器的信号采集和无线传感网络的信号传递,能够满足对医院进行环境管理和控制的多项要求。在医院的环境管理中引入物联网技术,建设智慧型医院,既有利于为患者提供更加智能化和个性化的服务,又有利于医院对环境进行管理和监控,是未来医院环境建设的发展趋势。

10.2　楼宇智能控制与能源管理

10.2.1　楼宇自控系统的功能

楼宇自控系统也被称为建筑物自动化系统（Building Automation System，BAS），是将建筑物内的电力、照明、空调、电梯、给排水、送排风等设备，进行集中监视、控制和管理的系统，其目的是保障医院建筑物的安全，营造健康、舒适、温馨的医疗环境和高效的工作环境，并且保证系统运行的经济性和管理的智能化。楼宇自控系统通常包括暖通空调、给排水、供配电、照明、电梯、消防、安全防范子系统等。根据我国的行业标准，楼宇自控系统又可分为设备运行管理与监控子系统和消防与安全防范子系统。一般来说，这2个子系统应统一组织，以便在发生突发情况时，可以自动关联关键信息，并且能够按照规定程序进行操作转移，实现统一协调、指挥、管理和控制，提高智能响应能力。

基于物联网特色的医院楼宇自控系统的主要功能如下。

（1）自动监视并控制各种机电设备的启停，显示当前的运行状态。例如，冷水机组正在运行、冷却泵出现故障、备用泵自动投入等。

（2）自动检测、显示各种设备的运行参数，以及其变化趋势或历史数据。例如，温度、湿度、压差、流量、电压、电流、用电量等。当参数的数值超出正常范围时，自动越限报警。

（3）根据外界条件、环境因素、负载变化情况自动调节各种设备，使其始终处于最佳运行状态。例如，空调设备根据气候变化、室内人员数量自动调节，自动优化到既节约能源又令人感觉舒适的最佳状态。

（4）检测并及时处理各种意外、突发事件。例如，检测到发生停电、煤气泄漏等突发事故时，可依据预先编制好的程序迅速处理，避免事态扩大。

（5）实现对大楼内各种机电设备的统一管理、协调控制。例如，在火灾发生时，不但消防系统将立即启动运行，而且整个大楼内所有相关系统都将自动转换工作方式、工作系统工作；供配电系统将立即切断普通电源，转为使用消防电源；空调系统将自动停止通风，启动排烟风机；电梯系统将自动停止使用普通电梯并将其降至底层，自动启动消防电梯；照明系统将自动接通事故照明、避难引导灯；广播系统将自动转入紧急广播、指挥安全疏散等。整个楼宇自控系统将自动实现一体化协调运转，使火灾造成的损失降到最低。

（6）能源管理。例如，自动对水、电、燃气等进行计量与收费，实现能源管理自动化。

（7）设备管理。例如，设备档案管理、设备运行报表和设备维修管理等。

楼宇自控系统使用的是集散型计算机控制系统，也被称为分布式控制系统（Distributed Control System，DCS），其特征是"集中管理、分散控制"，即通过分布在现场被控设备处的微型计算机控制装置（DDC），完成对被控设备的实时检测和控制，克服计算机集中控制带来的危险性高度集中并摆脱常规仪表控制功能单一的局限性。安装于中央控制室的具有很强数字通信、CRT 显示、打印输出和丰富管理软件的中央管理计算机，能够实现集中操作、显示、报警、打印与优化控制等功能，消除了常规仪表控制分散后，人机联系困难、无法统一管理的缺陷。

一般来说，应将楼宇自控系统、闭路监视系统、防盗报警系统、门禁系统联动，以满足实际医院运行管理的需要。

10.2.2　楼宇自控系统的设计

1. 中央控制站

中央控制站是系统的大脑，但基于网络的特性，其又不是一台计算机。中央控制站可由一台或若干台服务器组成，可以在以太网内随意分布。由于网络

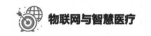

具有可达性，因此中央控制站的指令可以传达到局域网络的任意一个地址。

中央控制站的功能是通过以太网收集所有参量集成设备的数据，并将其存入实时数据库，同时把必要的参数备份到历史数据库中。应用程序根据用户的需要调用数据库中的数据并进行处理，而后把处理结果（输出信号）通过以太网传输到参量集成设备中，直接控制或通过各类执行器间接控制，以完成用户的要求。它含有若干个功能服务器。在物理上所有的参量集成设备是不分层次、平列的，在中央控制站中的应用程序把这些数据从管理的角度根据逻辑分为不同的管理功能块，然后进行处理，以实现不同的管理功能。当然，其也可以很方便地调用不同的功能数据，实现传统方式所不能实现的特殊功能，例如，启动有权限的感应卡才可以启动的相应设备、空调机组等。其功能比现场控制器或直接数字控制器（DDC 控制器）要强大得多，所以可以满足非常复杂的控制要求。

2. 空调机组及新风机组的监控

（1）空调机组系统的监控功能：控制风机的启停，实现手动、自动转换，监测风机运行状态及过载报警状态；监测过滤器淤塞报警状态；监测送风机压差；防冻保护；送、回风温度监测；送、回风湿度监测的自动调整，调节冷冻水的流量，实现对送风温度设定点（可调整）的控制；针对空调机组，通过控制除湿器的启停，实现对送风湿度设定点（可调整）的控制。上述工作状况可以通过文字或图形呈现在彩色显示屏上，也可以使用打印机将其打印出来作为记录保存。

通过安装在机房内的 DDC 控制器，同时借助内部预先编写的软件程序，可以实现空调机组的自动控制并遵循其操作顺序进行操作。

（2）新风机组系统的监控功能：控制风机的启停，实现手动、自动转换，监测风机运行状态及过载报警状态；监测过滤器淤塞报警状态；监测送风机压差；防冻保护；在风机的启动得到确认后，控制程序投入工作；新风机组风阀与风机连锁全开；根据送风温度与设定值的偏差使用比例积分微分控制调节回水电动二通阀的开度；在风机停止运行后，新风风门和回水电动二通阀返回全闭位置。

（3）排风机系统控制：排风机的启停；排风机的状态监测；排风机的故障监测。

3. 中央冷冻冷却系统

中央冷冻冷却系统由冷水机组、冷冻水泵、冷却水泵、冷却塔（风机）、补水箱等组成，系统按每天预先编排的程序对上述设备进行优化控制，具体功能如下。

（1）冷水机组：控制冷水机组启停；监测运行状态；监测冷水机组故障报警；控制冷冻出水管和冷却出水管上电动蝶阀的开启，并监测阀门状态；配置随制冷机组提供的控制装置联网。

（2）冷冻水泵：控制冷冻水泵启停；监测冷冻水泵的运行状态；监测冷冻水泵故障报警；监测冷冻水泵手动、自动状态；监测冷冻水泵水流状态。

（3）冷却水泵：控制冷却水泵启停；监测冷却水泵运行状态；监测冷却水泵故障报警；监测冷却水泵手动、自动状态；监测冷却水泵水流状态。

（4）冷却塔（风机）：控制冷却塔启停；监测冷却塔运行状态；监测冷却塔故障报警；监测冷却塔手动、自动状态；监测冷却塔进出水温度；控制冷却塔进出水蝶阀开启，并监测蝶阀状态。

（5）补水泵、补水箱：控制补水泵启停；监测补水泵运行状态；监测补水泵故障报警；监测补水泵手动、自动状态；监测补水箱高低液位状态。

（6）冷水机组群控与系统联动：测量冷冻水供、回水间的典型压差；调节冷冻水供、回水间压力平衡阀；测量冷冻水总供、回水温度；测量冷冻水供、回水管压力；测量冷却水供、回水温度；测量冷冻水及回水流量（2 个流量互为校验，综合对比）；通过量度冷冻水的总供、回水温度和回水流量，计算得出空调系统的冷负荷；根据实际冷负荷决定冷冻机的启停组合及台数，以便达到最佳节能状态；根据机组启停情况控制相关水泵开关；控制冷冻水旁通阀的开度，以维持要求的压差；根据冷却塔运行台数及运行方式，控制相关设备的开关；统计冷冻机、冷冻水泵、冷却水泵的累积运行时间。

各联动设备的启停程序设有可调整的延迟时间功能，以适配冷冻系统内各装置的特性。

各设备的启停联动顺序如下。

- 启动：电动蝶阀→蝶阀状态返回→冷却塔→延时→冷冻水泵→冷冻水流动作→延时→冷却水泵→冷却水流动作→延时→冷水机组。

- 停止：冷水机组→延时→冷冻水泵→延时→冷却水泵→水流停止状态→延时→冷却塔→电动蝶阀。

为了避免因传感器故障而带来的系统误动作，在计算系统冷负荷时，先由传感器之间进行数据相互校验，而后系统综合对比，在确认正确后，将数据输出给设备。以上工作状况可以通过文字或图形呈现在彩色显示屏上，也可以使用打印机打印出来作为记录保存。

利用参量集成模块将系统中的模拟调节阀、温度、湿度、压力、差压、泵风机、流量等参量集成在以太网中，并将这些参量实时传送到数据库。由空调控制功能软件实现功能控制，同时由系统软件完成与其他功能的连锁和联动。

4. 给排水系统监控

由系统按每天预先编排的时间假日程序来控制给水泵、排水泵的启停。例如，水泵由能源管理系统开停；每台水泵由 BMS 系统控制，使其运行时间相同。同时，监视各设备的工作状态，例如，水泵启停，水泵状态，水泵故障报警，水泵手动、自动状态，水箱高水位、低水位报警。以上工作状况可以通过文字或图形呈现在彩色显示屏上，也可以使用打印机打印出来作为记录保存。

通过设置在水箱间和水泵房的 DDC 控制器，同时按照内部预先编写的软件程序，实现给排水系统自动控制。例如，根据水箱的高、低水位信号来控制水泵的启停和进水控制阀的开关。当一台水泵出现故障时，备用水泵会自行投入工作。

5. 变配电系统监控

由系统监测变配电的供电状态，在停电时按预先编好的程序启动发电机。

1）发电机

DDC 控制器监控发电机提供以下信息点，包括输出电压、输出电流、发电机预报警、发电机故障停机、发电机状态、发电机故障。

2）变压器

DDC 控制器监控变压器提供以下信息点，包括运行于正常状态、切换至正常状态、运行于紧急状态、切换至紧急状态、切换至失效状态、变压器超温报警、高压进线电流、电压、有功功率、功率因数、用电量。

6. 照明系统监控

由系统按每天预先编好的时间程序进行开关控制并监视开关状态，其工作状况可以通过文字或图形呈现在彩色显示屏上，也可以使用打印机打印出来作为记录。

照明控制可分为对走廊照明控制、对办公室和会议室照明控制、对室外公共照明控制、对霓虹灯控制等。可以通过 BMS 系统定时开关户外照明、低压回路照明，并且根据假日安排和临时加班情况控制照明开关。配合一卡通门禁系统和电话遥控系统控制办公室照明，可以达到节能的效果。

10.3　医院数字化供电设备管理

供电系统是医院正常运营管理的基础保障。利用物联网、数字孪生、知识图谱、智能语言等前沿技术，可以大幅提升医院供电系统的管理效果。

（1）可以合理配置全院点位及感知模块。

（2）可以针对全院各科室、医技部门等的供电设备实现全数据精准动态采集。

（3）可以通过实时数据反馈进行智能研判及监控。

（4）可以按响应级别启动应急预案，保证医院全天候平稳用电。

10.4　医院及病房温控系统

建立智能化的医院温度控制系统，可以将医院环境，特别是病房、手术室，根据不同的需求、不同的时间段预设不同的房间温度。在可以控制供热、通风和制冷的同时，达到减碳节能要求。

智能化的医院及病房温控系统既可以独立控制，也可以联网控制。通过远程控制功能可以实现便捷操作，也可以连接外部温度传感器和开关，建立锁定控制功能，使设定的参数不会被修改，确保温度恒定、系统安全。

10.5　医院涉密资产出入管理

医院存有患者医疗信息、科研成果、数据、档案、涉密载体及涉密资产。由于这些资产较为特殊，所以对其管理要求也较高。

传统的人工管理方式效率低，而且条码、铭牌等标记方式存在易污损、易屏蔽、易复制等技术缺陷，无法全方位满足医院涉密资产管理要求，为一些非法人员携带涉密资产外出创造了机会。而以 RFID 电子标签为核心组件，并且配置传感器设备、信息显示屏、摄像头、可编程警示灯的智能通道门，可以为医院涉密资产出入提供全方位的管理。

10.6　医院智慧消防平台

医院智慧消防平台采用物联网技术、移动互联技术、大数据技术和人工智能技术，实现了远程监控、智能巡检维保、数据分析和报表呈现功能，可以控制火灾的发生，减少火灾给医院安全带来的隐患。

1）远程监控

PC 端和移动端可同时监控多品牌、多数量火灾报警主机信息，可以同时监控水系统和风系统等消防系统，实时采集火警、液位、压力、水泵状态、风机状态，电气火灾等信息，分级预警，使用移动端通知到人。

2）智能维保巡检

实现无纸化巡检巡更，使用 NFC 和二维码巡检，并通过手机将巡检信息实时上传到平台，防止出现漏巡或少巡行为，实现有效监督，保证每个防火点位都不被遗漏，有效消除消防隐患。通过电子派单进行维保，并通过维保 App 上传维保报告，实现自动存档，快速调阅。

3）数据分析

实时分析监控数据，过滤无用火警、故障等信息，并形成报表，让监管人员能够定时了解设备运行信息和状态，做好智慧指挥和防控，实现数据留痕且可追溯。

10.7　防盗报警系统

1. 概述

目前，随着经济的发展，人们的生活日益改善，人们对生命财产安全越来越重视，采取了许多保护措施。以往的做法是安装防盗门、防盗网，但其有碍美观，而且不符合防火要求，不能有效地防止入侵。为了建设智能化办公楼，防盗报警系统应运而生，并在实际应用中起到非常重要的作用。

2. 系统要求

（1）广泛性：要求办公楼的重点出入口及重点保护对象都能得到保护。

（2）实用性：要求每个办公楼内的防范系统都能够在实际受到侵害的情况下及时报警，并且操作简便，操作环节少。

（3）系统性：要求办公楼内的防范系统在案情发生时，必须及时将情况传输到值班室报警中心，必要时可传输到 110 报警中心。

（4）可靠性：要求系统设计的结构合理，产品经久耐用、质量可靠，性能稳定。

3. 系统结构及功能

该系统主要由办公楼防盗现场系统、整楼控制通信系统及区域总控报警通信系统组成。

（1）门磁开关和双探头布防区，只要在人为布防状态下触发，就立即报警并将信息传送给值班室。

（2）可通过键盘对报警主机进行指令编程。

（3）可设置密码控制报警主机的开关。

（4）报警声可在现场和值班室同时响起。

通过系统可以清楚地看到防盗报警系统的设备布置、报警信号流向及报警过程。防盗报警系统利用信号线连接办公楼的报警探头、门磁开关、紧急按钮，最后将信号汇总到保安室，进行集中监控。

10.8　电梯远程监控系统

电梯远程监控系统能够 24 小时不间断地检测电梯的运行状况，一旦电梯发生故障，前置数据采集器将自动给监控中心发送通知，监控人员可以远程控制电梯，向维修工发出维修指令，并且为电梯的运行状态建立文档，从而有效降低电梯故障发生率。其系统组成如下。

1. 监控中心。

监控中心为计算机网络的控制管理中心，由该中心向各监测点发布监测及通信命令，通过手机处理监测数据，同时监督或指挥设备的运行状况，并且通过数据发布系统为监控中心各部门提供电梯机组信息服务。

2. 通信系统。

通信系统包括专线通信线路、有线通信线路、无线通信线路，以及通信软件等。

3. 现场采集通信装置。

现场采集通信装置是指设置在各监测点的监测通信设备。每个现场采集通信装置都是电梯机组监控网络上的一个注册监测点，其在监控中心的指令下将得到的监测数据上报。

4. 在线监测设备。

在线监测设备主要为可编程控制器（PLC）或微机控制响应传感器。

5. 远程监控服务系统。

远程监控服务系统可以通过通信线路将电梯的运行信息和故障信息传送给监控中心，并且具有数据实时存储、在线分析、在线干预与监控，以及数据报告自动生成的功能。当电梯门故障使乘坐人员被困于某层时，维修中心在根据故障情况进行判断后，可以以遥控的方式打开轿门和层门，在无维修人员到达现场的情况下，被困人员就可以顺利离开。除了能监视运行状况，监控中心还可根据显示的信息快速做出急停处理，以免发生伤害事故。

远程监控服务系统始终监控着医院的电梯系统，随时可以知道各电梯的运行状态和发生故障的属性、位置、编号，减少了维修服务的成本和时间。电梯的远程监控服务系统的故障信息记录数据库有利于监控中心建立一套电梯运行、故障及维修档案库，以此了解电梯的运行状况和故障状况。

10.9　电话遥控系统

楼宇自控系统应提供简单方便的物业管理手段，提高楼宇的物业管理水平，减轻维护人员的工作量。用户可以通过音频电话、传呼机功能对医院的楼宇自控系统进行设备监控，并在报警时通知本人。

（1）办公室内：通过员工台上的电话控制启停所属区域的设备，如照明设备、风机等。平时，设备是按系统预先编写的时间假日程序自动执行启停，在下班后或当假日需加班时，该设备已按时间程序执行关闭，此时员工可以拿起电话，通过按键输入密码发出开启指令。设备的运行时间可以预先在系统内设定，如设置3小时，则3小时后设备会自动关闭，此时如果需要再次启动，那么可以重新在系统中设定。

（2）楼宇外：在楼宇外可以通过电话进入楼宇自控系统提取任何资料，如温度、压力、流量参数等，以及发出启停指令，如开关照明系统、启停空调系统、设定值调校等。因此，无论在任何地方，我们都能掌握楼宇内各设备的运行情况，方便对楼宇进行管理。

（3）传呼功能：如果楼宇弱电系统产生报警信号，就可以自动报警，即通过寻呼机通知楼宇内外的管理人员，保证故障能够得到及时维修。

用户可以通过电话进入楼宇自控系统进行设备监控。

物联网技术的引入将使楼宇智能化系统发生根本性的改变，体现在如下 5 个方面。

（1）作为管控对象的物体本身变得更加智能化。物体内部被植入智能芯片，其功能发生质的提升，具备前所未有的感知功能。例如，普通的传感器只能接收信息，对信息进行简单变换，而带有智能芯片的传感器能对信息进行复杂的计算处理，并自行完成一系列动作。

（2）任何作为物的对象都可以被列为管控的目标。以 RFID 为基本技术支撑，任何物品、动植物与人在理论上都可以根据需要，通过贴上 RFID 电子标签、植入芯片等，成为物联网的组成部分之一。

（3）充分发挥物联网开放性的基本特点。传统的楼宇智能化系统是自成一体的、独立封闭的系统，而物联网是开放的，具有无限扩展性和连通性。采用物联网技术可以使自己在具备互联网接入条件的世界任一地点，与自己的物品相连，实现信息交互。

（4）使工程建设更加简易。物联网采用互联网技术，而目前互联网已经是最成熟、应用最广泛的网络技术，其底层连接方式灵活多样，各家公司的不同产品只要遵循共同的标准，即可实现互联互通。

（5）功能更加强大和细致，使得医院环境更加舒适。

10.10　医院安全监控

10.10.1　医院监控的必要性

安全监控系统在医院中具有广阔的应用前景，门诊、住院大楼的安防监控，病房、监护室的患者 24 小时监护，手术室的手术观摩学习，医生的共同会诊，

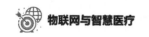

都是其用武之地，但最直接的应用还要数危重急救病房和手术室等场所。医院迫切需要以手术室、危重病房等为首要监控场所，对各手术台和各病房患者尽可能地实施实时全程监控，这有利于医院的规范化管理，在提高对患者的诊治、护理水平的同时，还能够保存手术过程录像，有助于控制医疗质量及解决医疗纠纷，分清责任。

10.10.2 基本设计思想

智能化监控应该表现在对全方位、全过程的集中控制、精准判断、快速预警和高效处置上。

任何一个设计方案的最根本前提是满足用户的需求，而先进、成熟的技术，可靠、灵活的应用，技术发展的趋势和良好的性价比，是设计方案的最基本依据。在不失先进性、成熟性、可靠性、可扩展性的基础上，要充分考虑用户的需求，照顾长远利益，并且最大限度地保护用户投资。

网络监控系统正日益受到人们的重视和应用，其产品种类越来越多，档次越来越高。根据医院的要求，本着实现高水准、高质量、高性价比的目标，在系统设计上要充分使用当前的数字化技术，同时考虑今后用户使用、维护、保养的便利性。

在信息化进程中，因为计算机网络设备已经被广泛应用于医院的各项管理和业务活动，所以在进行视频监控系统的方案设计时，首先，必须选择能够无缝接入现有计算机网络的监控设备。基于 TCP/IP 协议的先进数字化视频监控设备是首选产品。

其次，由于监控系统的搭建往往不能一蹴而就，而是要分期投入，并且随着医疗环境的不断改进、医疗设备的不断引进而不断扩大，因此要选择可扩展性高的监控设备，这样在将来需要扩容的时候，原有设备还可以继续使用，只需在此基础上增加新设备，而不是废弃原有设备，购置新设备。

10.10.3　视频监控组成

闭路电视监控系统是大楼安全系统的一部分，是高档建筑物的必备系统，其主要用来辅助安保人员对楼内的现场实况进行实时监视。在通常情况下，多台摄像机监视楼内的公共场所（如大堂、地下停车场等）、重要的出入口（如电梯口、楼层通道）等处的人员活动情况，保安系统在报警时会联动开启摄像机，并将该报警点所监视区域的画面切至主监视器或屏幕墙，同时启动录像机记录现场实况。

闭路电视监控系统可以自动管理外部报警信号，也可以由选定的监视器依照程序显示。此系统能够监视摄像机的图像信号电平，如果摄像机出现故障，闭路电视监控系统会及时做出报警反应并记录故障。

闭路电视监控系统的外围设备可以通过系统辅助通信接口进行联动控制，例如，门禁、广播系统等都可以直接通过闭路电视监控系统控制台控制。

1. 摄像部分

摄像机应安装在各手术室、处置室和病房等需要设置监控的场所。

手术室、处置室和病房内安装的摄像机数量与位置可根据实际情况而定。一般在每个病房顶部中央位置安装一台 YW7000 系列网络摄像机（其集镜头、摄像机、云台、防护罩、解码器为一体，外观呈半球状）即可，此摄像机采用吸顶式安装。通过监控中心的中央监控软件系统，控制与摄像机相连的云台左右旋转、上下俯仰，使摄像机进行水平 355° 或垂直 90° 旋转，22 倍三可变镜头可以将画面任意放大或缩小，病房内患者活动情况的图像都可清晰地传输给监控子网。

摄像部分包括摄像机、镜头、云台、解码器、防护罩和安装支架等，负责摄取现场景物并将其转换为电信号，经视频电缆将电信号传送到控制中心，通

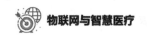

过解调、放大将电信号转换为图像信号，传送至监视器并显示出来。

1）摄像机

摄像机分为彩色和黑白 2 种类型，一般根据监视对象所处的环境和要求来选取，其镜头规格可分为 1/3"、1/2"、2/3"等，安装方式有固定和带云台 2 种。摄像机的主要参数为清晰度和灵敏度，清晰度用水平分辨率来表示，灵敏度则是指摄像机所摄取物体图像的最低照度。

2）镜头

镜头与摄像机需配合使用，对系统的性能影响极大。当前，在闭路电视（CCTV）监控系统中，常用的镜头种类为手动光圈定焦镜头、自动光圈定焦镜头和自动光圈变焦镜头。

3）云台

如果一个监视点所要监视的环境范围较大，那么在摄像时必须设置云台。云台的种类众多，在现代楼宇的闭路电视监控系统中，常用的有室内和室外的全方位恒定云台和变速云台。

4）解码器

解码器的作用是对专用数据电缆接收的来自控制主机的控制码进行解码，放大输出，驱动云台的旋转，以及变焦镜头的变焦与聚焦。

2. 控制设备

在信息中心或机房设置监控中心，选择配置较高的计算机作为监控主机并安装监控软件系统，管理人员通过监控软件进行全面监控管理。例如，院、科室领导在监控中心或在各自的办公室，通过计算机网络使用计算机监控各场景，进行监督管理。

控制设备系统用于切换输入、输出信号，以及录像和处理报警等。

控制设备一般放置在监控室内，包括视频矩阵切换主机、视频分配器、视频放大器、视频切换器、多画面分割器、时滞录像机、控制键盘及控制台等。

（1）视频矩阵切换主机包括视频输入、输出模块，通信控制模块，报警处理模块，以及电源装置。衡量视频矩阵切换主机性能的主要技术指标是主机的容量，即输入与输出的视频信号的数量。

（2）视频分配器用于将一路视频信号转配为多路视频信号，并输送给多个显示与控制设备。

（3）视频放大器常用于当摄像机距离控制室超过 300m 的情况。此时因为视频信号输出的损失和高频衰减可能会影响输出图像的质量，所以需要增加视频放大器。

（4）视频切换器用于切换视频。多路视频信号进入视频切换器后，通过切换器的切换输出，可以实现使用少量监视器就能监视多个监视点的目的。

（5）多画面分割器可在一台监视器上同时且连续地显示多幅图像画面。目前，较为常用的有 4 画面分割器、9 画面分割器和 16 画面分割器。通过多画面分割器，一台录像机可以同时录制多路视频，在回放时还能选择任意一幅画面在监视器上全屏放映。

（6）时滞录像机用于 24 小时对闭路视频监控系统录像或报警录像。

（7）控制键盘具有切换、遥控、设置和编程等功能。

（8）控制台用于安装键盘、录像机和小型主监视器等。

3. 传输与供电

闭路电视监控系统通常使用独立的稳压器集中供电，以保证系统运行安全和设备性能同步。从稳压器设备输出的稳定电源向现场设备和中央控制室设备供电。

视频基带信号采用同轴电缆传输。当黑白电视基带信号在 5MHz 点的不平坦度，以及彩色电视基带信号在 5.5MHz 点的不平坦度大于 3dB 时，需增加电缆均衡器；当大于 6dB 时，应增加电缆均衡放大器。

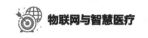

系统功能遥控信号采用屏蔽双芯双绞线传输编码控制信号，经现场解码器解码后得到控制信号，使用多芯控制电缆将控制信号传送给执行机构。

4. 显示设备

显示设备主要指监视器。监视器分为黑白与彩色两大类，前者用于显示黑白摄像机的图像，后者则用于显示彩色摄像机的图像。监视器拥有较宽的频带（7～8MHz）和较高的水平清晰度（500线以上），而且能24小时连续工作。其适用于：

（1）住院医护人员监管各病房患者。

（2）住院医护人员学习观摩手术。受室内面积限制和手术规程要求，手术室无法容纳较多人员，特别是在进行眼部等窄小部位手术时。此时，通过主刀医生的头戴式微型摄像系统，再辅以手术室四周墙面上多角度的摄像机，手术细节一览无遗，主刀医生也可根据需要对手术进行技术处理，这对于培养医学院学生和提高医护人员的技能均非常有利。

（3）院内或远程会诊，使位于不同地点的医生可以为患者共同会诊。

（4）机柜用于安装闭路电视监控系统的主机、视频分配器、放大器，以及分割器等。监视墙用于安装系统的监视器。

5. 系统功能

1）多路监控

此系统能够同时对多路视频进行监控，用户可以任意选择并查看区域内的视频通道。院、科室领导有权监控全网所有站点的视频场景。使用显示终端的用户可以观看其权限内的各视频场景，并且可以与其他用户同时观看，系统允许多位用户同时访问同一台网络摄像机。

2）危重患者探视

针对危重患者，尤其是重症监护室中的患者，由于要防止细菌感染，客观上不允许医护人员以外的人员入内探视。患者家属可通过显示终端探视亲人的病情，从而了解患者的精神面貌，以此缓解焦虑，同时，医院的医护水平也得到了提高。

3）物流管理

对于重点设备、医疗废物、患者餐车等，使用 RFID 技术与视频监控可以做到实时监管、异常报警、事件追溯等，从而对医院主要物品进行统一监管，避免医疗、管理上出现漏洞，提高管理水平，降低管理成本。

4）视频录像

使用硬盘实时记录多路监控信号，避免使用普通录像带录制带来的不便。由于系统将视频信号以 H.264 技术进行编码，所以数据量大大减少，并且可以长期存储。可以在硬盘存满前给出相应操作提示，也可以循环录像。

监控中心的用户能够通过中央监控软件，对本区域内的场景视频录像进行设置，用户可以选择预存储视频通道，并预先设置录像时间。

5）视频检索与回放

可以根据用户的查询请求（如某路、某时）查询录制在硬盘上的数据，并显示回放，供事后调查取证使用。在回放视频时可以快进、快倒、慢进、慢倒、单帧步进等，同时图像也可整图放大或局部放大。

视频检索与回放由监控中心控制管理，可以对若干重要场景进行视频检索与回放。

6）云台及镜头控制

在一般情况下，摄像机采用定焦距、定方向的固定方式，在光照度变化大的场所可以选用自动光圈镜头并为其配备防护罩。范围较大的监控区域宜选用带有转动云台和变焦镜头的摄像机。监控中心通过中央监控软件来控制远端摄像机镜头和云台的转动。

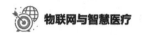

7）多级用户密码管理

实行用户分级别管理，使不同级别的用户拥有不同的操作权限，以此提高系统安全性。权限可以在系统安装时设置，也可以在系统运行后的任何时间变更。

10.11 智慧型手术室

10.11.1 手术室简介

手术室（Operating Room，OR）是为患者提供手术及抢救的场所，是医院的重要技术部门。手术室应与手术科室相接连，同时要与血库、监护室、麻醉复苏室等相邻。要抓好手术切口感染 4 条途径的环节管理，即：①手术室的空气；②手术所需的物品；③医生护士的手指；④患者的皮肤，以防感染，确保手术成功率。手术室应设计合理，设备齐全，有一套严格合理的规章制度和无菌操作规范。护士在工作时应反应灵敏、快捷，具有较高的工作效率。随着外科技术飞速发展，手术室工作亦日趋现代化。

10.11.2 手术室基本要求

（1）外观设计：手术室墙面和天花板应采用可隔音、坚实、光滑、无空隙、防火、防湿、易清洁的材料；颜色应以淡蓝、淡绿为宜；墙角呈圆形，防止积灰。手术室的门应宽大、无门槛，便于平车进出，同时应避免使用易摆动的弹簧门，以防气流使尘土及细菌飞扬。窗户应为双层，最好使用铝合金窗框，有利于防尘保温，同时窗玻璃以茶色为宜。

（2）设备摆放：观片灯、药品柜、操作台等应设在墙内。

（3）手术环境：走廊宽度应不窄于 2.5m，便于平车运转及避免来往人员发生碰撞。地面应采用坚硬、光滑、易刷洗的材料建造，地面稍向一角倾斜，并在低处设地漏，有利于排出污水，同时为排水孔加盖，以免污染空气进入室内或排水孔被异物堵塞。

（4）手术室电源：应有双相供电设施，以保证安全运转。各手术室应具有足够的电插座，以便为各种仪器设备供电。插座应具有防火花装置，同时手术间地面有导电设备，防止火花引起爆炸。电插座应加盖密封，防止进水，避免电路故障影响手术。总电源线集中设在墙内，中央吸引及氧气管道装置也都应设在墙内。照明设施如普通照明灯，应安装在墙壁或房顶。手术照明灯应安装子母无影灯，并备用升降照明灯。

（5）水源和防火设施：各手术室应安装自来水龙头，便于冲洗；走廊及辅助间应装置灭火器，保证安全；冷热水及高压蒸气应有充分保证。

（6）通风过滤除菌装置：现代手术室应建立完善的通风过滤除菌装置来净化空气，其通风方式有湍流式、层流式、垂直式，可酌情选用。

（7）手术室出入路线布局：出入路线的布局设计需符合功能流程与洁污分区要求，应设三条出入路线，一条为工作人员出入路线，另一条为患者出入路线，还有一条为器械敷料等的循环供应路线。三条路线尽量做到隔离布局，避免交叉感染。

（8）手术室温度：温度调节非常重要，因此应有冷暖气调节设备。空调机应安装在上层屋顶内，室温保持在 24～26℃，相对湿度以 50% 左右为宜。

（9）手术室的面积：一般为 35～45m²，特殊房间约 60m²，适用于体外循环手术、器官移植手术等；小手术室面积为 20～30m²。

10.11.3　基于物联网的智慧手术室

将长距离非接触式 RFID 电子标签嵌入于手术室内的关键医疗器械、物品、患者腕带和医护人员门卡，建立医疗设备、患者、医护人员和信息系统互通的物联网手术平台,实时获取医疗资源的使用状态,建立手术医疗资源追溯系统,为患者提供透明的、安全的手术医疗服务。

建立典型手术的医疗资源电子清单,开发结构化的手术清单管理系统,用以研究各类典型医疗手术所涉及的医生、护士、护工等人力资源,医疗器械等设备资源,以及医用耗材等物料资源。其中,利用统计方法可以计算各类资源的平均消耗量和方差,同时考虑医疗手术的不确定性和动态变化性等因素,建立典型手术的医疗资源电子清单;利用数据库技术可以开发结构化的手术电子清单管理系统,用以提供手术医用耗材领取、医疗器械使用计划制订、医护人员排班和手术成本核算等管理功能。

建立手术室作业模型,开发计算机智能优化系统,优化调度手术室医疗资源,用以收集典型手术的历史数据,研究各项手术的患者到达时间,以及患者数量随季节、节假日及作息时间等因素影响形成的变化规律,分析不同季节、节假日和作息时间对手术室医疗服务能力的需求变化。利用模糊集和粗糙集的数据挖掘方法,将检查项目的手术室服务能力分为几种典型类别,包括较大过剩、过剩、平衡、不足和较大不足,并以患者等候手术时间最短和手术室利用率最高为目标建立手术室作业模型;可以根据手术患者到达规律,确定"瓶颈"设备或资源,利用启发式算法,以"瓶颈"资源利用率最大为目标,优化手术室资源调度;以患者等候手术时间最短为目标,在上述优化的基础上,开发计算机智能优化系统,从而优化调整手术室医疗资源分配,在保证手术室医疗资源高效利用的前提下,缩短患者等候手术的时间,提高医疗服务水平。

探索利用 RFID 技术建立手术室物联网平台的关键技术,例如,利用 RFID 技术自动探测、读写技术,研究 RFID 读写的中间件、各 RFID 读写设备之间的网络构建和手术管理的信息系统集成,探索患者、医护人员、医疗器械、医用耗材和信息系统互通手术室物联网平台,实现对手术清单的自动核对和手术过程各医疗资源使用情况的自动记录。同时,研究分布式数据仓库的智能查询技术,实现在不同环节、不同需求下的医疗资源状态信息快速获取。

此外，利用物联网摄像机监视手术室，及时发现手术中可能存在的异常；利用各类传感器管理病房和药房的温度、湿度、气压，检测手术室的空气质量和污染情况，确保手术能够在适宜的环境中开展。

10.12　智能停车场管理系统

传统的医院停车场管理系统的重点均放在计费、收费管理功能上，关注各车辆进出的时间，以便收费，在停车场的安全性、运行效率和人性化方面考虑得较少。针对目前的使用现状，应建立智能停车场管理系统，以此实现车辆自动识别和信息化管理，提高车辆的通行效率和安全性，并且统计车辆出入数据，方便管理人员进行调度，在减轻管理人员劳动强度的同时，提高工作效率。智能停车场管理系统既保留了传统停车场管理系统的所有功能，又以原有收费介质为依托，对管理介质进行了改进。当车辆进入停车场时，系统将自动摄取车辆图像，经计算机处理后得到车辆型号信息、车辆牌照信息、车辆颜色信息，将这些信息与用户卡对应并一同存入数据库。当车辆驶离停车场时，只有用户卡、车牌号码或车辆图像等相关指标匹配，系统才会放行。

智能停车场管理系统采用"一车一卡一位"的管理模式，即从车辆进入停车场一直到车辆驶离停车场，与这辆车相关的所有数据均只与特定用户卡的 ID 号关联，通过这个唯一的 ID 号可以将诸如用户信息、车辆型号、车辆牌照、车辆颜色、车辆图像、车辆进出场时间、停车时长、指定停车位编号、泊车路径、应缴费用等信息在数据库中集中存放，便于查询和存储。同时，使收费管理、泊车引导和车辆识别安全监控子系统的数据信息建立在同一个数据平台上，将各子系统有效集成为一个统一的智能停车场管理系统。

RFID 系统有着其他识别系统无法比拟的优势，再加上 RFID 识别系统中数据载体的防污、防磨损性能较好，有利于提高载体的重复使用率，增加其使

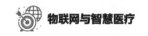

用寿命，减少使用成本，因此，智能停车场管理系统可采用 RFID 系统。

系统的软件主要实现以下 6 个功能。

（1）设置出入口设备状态和多种收费费率；获取出入口信息并以图形界面的形式显示出来；按权限分级管理用户，实现对用户信息的增加、删除、修改；将整个停车场信息以图形界面的形式展示给用户等。

（2）卡片管理，如实现卡片信息的注册、充值、有效期设置、检索等功能。

（3）出入口管理，如采集出入车辆信息，控制出入口设备的工作状态，提取车牌信息等。

（4）自动保存系统日志信息。

（5）紧急情况可直接控制终端设备，如控制自动道闸的打开与关闭等。

（6）在局域网或广域网范围内，仅使用一个客户端浏览器便可以查看停车场相关信息。

10.12.1　车位引导系统

车位引导系统主要由车位引导软件、车位探测器、车位指示牌、智能转向灯、信息显示屏、地感检测器等部分组成，其工作原理是通过超声波探测器发出超声波，检测车顶和地面的反射波，由此判断每个车位有无车辆，然后将各车位的停车情况通过网络传输给控制计算机，再经由软件处理，将引导信号传输给车位引导控制器，引导驾驶员快速将车停入空位，提高停车场的使用率，从而更好地管理停车场，降低大中型停车场的经营成本，大幅提高社会效益和经济效益。

1. 车位探测器

采用超声波测距的原理，能够可靠地检测到车辆是否在停车位上，不会因为使用红外线、微波等侦测方式而易受外在环境变化或干扰，造成误报。车位探测器由上而下地发出超声波,分析车顶或地面的反射波,能够精确测量出反射面到车位探测器的距离,由此准确地探测出每个车位的停车情况。

2. 无线数传局域网络

利用无线收发模块组建小型局域网络,把车位测试器的探测结果发送到中心计算机上,中心计算机在获得该结果后,计算出来每一排车位的停车情况(全满或有剩余),为车位引导系统服务。

3. 车辆引导装置

车辆引导装置安装在车辆通道上方,是用来引导车辆前进,使驾驶员迅速找到停车位的引导指示标志。其由箱体和 LED 指示灯组成,同时配有驱动和通信接口,与车位引导控制器连接,形成车位显示、引导显示一体化。引导指示标志由中文和箭头组成,箭头指示车辆前行方向,中文短语提示必要的动作要领,如减速、前行、左/右转、注意对面车辆等提示性短语。其中,车辆显示屏由高亮度 LED 模块、驱动电路、控制电路、支架等部分组成,其接收中央控制器的输出信息,用数字、箭头和文字等形式显示车位方位,引导驾驶员快速找到系统分配的空车位。

10.12.2 　系统工作流程

智能停车场管理系统的运行过程以访客停车、取车的过程为基础,停车场的工作流程也始终以用户车辆进出停车场的流程为中心。停车场用户一般分为临时用户和固定用户两大类。当车辆驶入、驶出停车场天线通信区时,天线以微波通信的方式与车载射频卡进行双向数据交换,从射频卡上读取车辆的相关信息,自动识别射频卡并判断车卡是否有效和合法,车道控制计算机显示与该射频卡对应的车牌号码及驾驶员等信息。车道控制计算机自动将通过时间、车辆和驾驶员的有关信息存入数据库,并根据得到的数据进行判断,做出放行或禁止通行的决策。

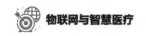
1. 临时用户

临时用户是指临时使用停车场停车的用户，如患者、患者家属、临时访客等，这类用户的停车行为一般具有临时性、随机性、使用频次低的特征。临时用户的潜在数量庞大且身份不确定。

2. 固定用户

固定用户是指长期固定使用停车场停车的用户，如医院人员、医院职工、家属、学生等，这类用户的停车行为一般具有长期性、规律性、使用频次高的特征。固定用户一般是停车场附近单位的工作人员或生活区居民，其数量在一定时间内较为确定。

鉴于上述停车场用户的实际分类情况，系统的出入场流程也划分为针对临时用户与针对固定用户 2 种。

当临时用户驾驶车辆进入停车场时，设置在车道下的车辆感应线圈会检测到车辆的到来，并将有车信号传送给入口控制器。入口控制器在获取了车辆到来的信号后，向相关设备发出指令，启动摄像系统和车辆识别系统，再经计算机对图像进行处理，记录车辆的牌照信息、颜色信息、车型信息等。语音提示设备提示用户按动取卡按钮，入口控制器在检测到取卡信号后，通过串口给发卡机发送发卡命令。发卡机在接到命令后发出一张临时卡，刚才系统所获取的信息会立即与此卡的 ID 号关联，同时语音提示器提示用户取走临时卡。如果用户在规定时间内不取卡，发卡机将自动吞回临时卡，同时入口控制器会取消此次入场操作。在用户取走卡后，发卡机发出用户已取走卡的信号给入口控制器，入口控制器抬起栏杆，用户驾车驶入停车场。入口电动栏杆在检测到配套车辆检测器信号出现"有车/无车"变化后，才自动将栏杆放下。入口控制器在接收到入口栏杆出现"抬杆/落杆"的动作后，确认本次入场过程已经完成。

当持长期卡的固定用户驾驶车辆进入入口读卡器的感应范围时，读卡器即与长期卡建立起信息交换，长期卡向读卡器发送卡信息，读卡器判断长期卡的合法性和时间有效性，若有效，则获取长期卡的 ID 号并将其发送至数据处理中心。同时，摄像系统和车辆识别系统将启动，摄入车辆图像，经车辆识别系统分析，获得牌照信息、颜色信息、车型信息等，再由数据处理中心根据读卡器上传的 ID 号，查询数据库中与此 ID 号相关的车辆信息，并与刚才实时获取的信息进行比对，若不符合，则拒绝放行，同时给出告警信息和出错提示信息。另外，数据处理中心还会检查此长期卡是否过期，若符合条件，则给入口控制器发出有效信号，抬起入口栏杆，用户驾车驶入停车场。入口电动栏杆检测到配套车辆检测器信号出现"有车/无车"变化后，将栏杆放下。入口控制器接收到入口栏杆出现"抬杆/落杆"的动作后，确认本次入场过程已经完成。由于长期卡与读卡器的信息交换，从十几米到数十米都是在空间里完成的，花费时间短，所以当车辆到达入口时，电动栏杆已经抬起，这样就实现了固定用户的不停车操作。

通过系统功能需求分析可以确定系统的外部实体，根据系统功能和系统外部实体，可以从总体对停车场管理系统进行设计。在该系统中，固定用户使用 RFID 技术进行识别，而临时用户则使用非接触式 IC 卡技术进行识别。

10.13 应急管理

10.13.1 应急照明

医院建筑的层数越来越高，规模越来越大，内部设施越来越完善，功能越来越齐全，所用设备和材料越来越新。如果突发灾害事故，正常电源往往发生故障或必须断开，可能导致医院出现混乱，诊疗工作也可能被迫中断。为保障医护人员、患者及财产的安全，并且对正在进行的工作做出及时操作和处理，有效防止灾害或事故的蔓延，应立即投入应急照明。应急照明是现代医院建筑设计的重要组成部分，医院对于应急照明系统的要求尤其特殊，在进行医院建筑照明设计时，必须设置一定数量的应急导向照明标志装置，并充分考虑其安

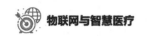

全性、应急性、可靠性、方便性、环保性等，以此维护医院的正常医疗秩序，确保能够及时、安全地将所有人员疏散至安全地带，保障人员生命安全。

10.13.2 应急照明的设计

应急照明是在正常照明系统因电源发生故障，不再提供正常照明的情况下，供人员疏散、保障安全或继续工作的照明。应急照明不同于普通照明，其包括备用照明、疏散照明、安全照明 3 种。

随着人们安全意识的提高，以及应急照明技术的不断进步，集中供电的应急照明方式正逐渐成为医院应急照明设计的趋势。根据应急照明的类别、场所、使用要求及该建筑的电源条件，应急照明可采用以下 5 种不同的设计方式。

（1）与电力网连接，有效独立于正常照明的双电源。

（2）FEPS 蓄电池组。

（3）应急柴油发电机组。

（4）太阳能低压供电应急电源系统。

（5）以上任意 2 种方式的组合。

10.13.3 智能应急照明

（1）智能监测：实时监测主机、控制器、灯具及中央监控室等的连通状态，以及应急照明用电源状态等。

（2）智能控制：根据突发事件定位及可能的发展态势，智能控制标志灯给出指示方向、语音提示等。

（3）智能联动：与消防报警系统、应急广播系统、喷淋系统、门禁系统、中央监控主控制器、通信系统等联动。

10.13.4　应急广播

1. 概述

应急广播系统主要用于消防等突发事件,是进行火灾逃生疏散和灭火指挥的重要设备,在整个消防控制管理系统中具有极其重要的作用。在火灾发生时,应急广播信号通过音源设备发出,经过功率放大后,由广播切换模块将其切换到指定区域的音箱,实现应急广播。一般的广播系统主要由主机端设备如音源设备、广播功率放大器、火灾报警控制器(联动型)等,以及现场设备如输出模块、音箱构成。

医院在发生突发事件如消防火情时,可利用现代计算机、通信、网络等技术,以传统的广播系统为基础,通过应急广播第一时间告知院内各类人员,指导群众有序应对并正确撤离到安全地带,最大限度地减少消防火情带来的财产损失和人员伤亡。

2. 主要功能

智能广播系统是由计算机控制、管理、播放的广播系统,随着现代信息技术的不断发展,应急广播系统的功能、容量、音质、智能化水平等都出现了飞速提升。

医院应急广播系统的主要功能有以下 5 点。

(1)应急信息的收集、处理、编报。

(2)将播出设备主动或自动切换为紧急广播。

(3)在播出节目中插入紧急信息。

(4)控制各种接收终端的自动启用。

(5)为公众提供公益性信息服务。

3. 设计思路

结合医院实际情况,设计合理、可靠的应急广播系统,充分发挥应急广播

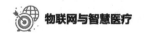

系统作用。

（1）实用性：力求简洁明了，操作可靠，简单易学，管理方便，满足医院的实际需求。

（2）经济性：强调实用、多功能应用，降低建设成本。实现背景音乐、会议直播、健康知识播出、紧急广播等多功能应用。

（3）可扩充性：要求系统留有扩展接口，具有设备兼容性，以便随时可以升级改造。

（4）智能化：主要包括播出的智能化和控制的智能化，可分为定压广播、调频广播和数字广播。应急广播系统应与应急照明系统、中央控制系统等实现智能联动。

10.14 智能病房

对于重症或患有特殊病种的患者，需要为其营造稳定适宜的病房环境并对其进行不间断地监控，基于物联网的智能病房可以帮助医生实现对环境和患者的监控。

智能病房由后台监控系统，以及监测环境、生理等多方面的多种传感器组成。医生根据患者的具体情况，为其设定一个温度、湿度、光照等均适宜的环境参数，后台监控系统则基于各种环境传感器采集到的数据对病房的环境进行智能调整。同时，把采集到的数据在系统中呈现，以供医生随时查看。在病房中还会设置压力、声音传感器等，可在患者摔倒或呼救等时自动报警，保证患者的安全。

第11章

物联网与医院物流

随着现代科技的飞速发展，医院设施、设备的技术含量越来越高，一方面为患者提供了更好的医疗条件与医疗服务，另一方面对医院物流管理提出了更高的要求。医院物流涉及医院物资采购、收货入库、库存管理、信息系统、远距离医疗、物资运输，以及医院内的医疗、护理等服务，将物联网技术应用于医院物流管理，可以实现对物资的智能化自动识别、定位、跟踪、监控等，达到降低成本、改善服务、提高医院整体运营绩效的目的。

11.1 国外医院物流发展现状

目前，发达国家普遍利用物联网技术对医院物流系统进行了重新设计，主要着重于：①储存区域的集中化，物联网技术的应用使货物定位更加准确，集中存储有利于节省空间成本和网络建设成本；②使用模块化的垂直高密度储存系统取代传统储存方式，最大限度地扩充储存空间，相较于传统储存方式，该项技术装备的应用使储存能力提高了 1 倍以上；③使用物联网技术实现"Double-bin"自动化补货，通过实现库存统计的自动管理，简化了制订补货计划和库存周转的工作，因而极大地改善了医院的库存控制水平，同时也大大减少了护理人员在补充医用物资、发现缺货和提出申请等方面所耗费的时间和工作量；④医院物流组织重组，建立一体化的医院物流管理体制，从组织制度层面上规定所有的补货、库存管理等物流活动都必须由医院物流管理部门负责。

从国外医院利用物联网技术在物流领域实施的成本改善措施及其效果来看，我们不应关注医院某一具体物流环节，而是应将医院物流视为一个在物流供应链中，由各环节成本因素相互作用而形成的复杂系统。许多医院将工作重点放在医院物流总成本的改善上，认为物流总成本这一概念反映了医院在物流方面承担的实际成本，其实，物流总成本不仅包括医院物资获取的价格，还包括市场交易成本、储存成本、持有成本（包括现金流）、运输成本、资金成本等。

11.2　国内医院物流发展现状

与国外的发展情况相比，国内的医院物流存在较大差距。作为一个专业化的行业物流领域，国内的医院物流还处于发展初期。

目前，国内一些条件较好的医院开始使用现代物流设备和技术。然而，从总体上看，国内医院物流仍基本停留于功能性的物流管理阶段，如单纯的物资采购、仓储、运输和供应等，这些物流职能间缺乏有机联系。医院物流网络设计不佳，如国内大多数医院采用庞大的专职传送队伍，使用手推车和专用电梯运送物资，使人流与物流混合在一起，物资传送效率低下。流程化的医院物流系统框架尚未建立，医院信息系统只能支持基本的后勤业务工作，不能从供应链角度对医院物资的供应商管理、采购获取、库存管理、物资供应、物资交付、医用废弃物处理等提供集成的一体化支持，这些弊端存在的关键在于缺乏物联网技术的深入应用。

11.3　物联网技术与医院物流

在讨论物联网技术在医院物流中的应用前，先来介绍医院物流系统的基本结构。

11.3.1　医院物流系统基本结构

现代化医院的物流管理是一项复杂的系统工程，医院物流包括 6 个关键性的活动领域。

（1）采购物流。采购部门根据医院某一时间区间内的需求向地区医药、医疗械供应商和其他物资供应商发出订单，签订供货协议。供应商将药品、医疗器械和其他医用物资按照合同要求准时配送到医院。

（2）库存管理。由医院后勤物资管理部门对药品、医疗器械和其他通用物资实施一体化管理。医院物资种类繁多，对专业和技术的要求较高，但这种一体化并不意味着要由某一具体职能部门将全部物资统一管理，而是要建立高度集成的网络协作模式。

（3）分发与供应。这是医院物流的末端，物流活动主要表现为业务科室对病房、门诊、药房和其他部门的医用物资消耗统计、申请、取货、送货等，通常与其他医疗活动紧密交织在一起。许多医护人员常常要承担繁杂的基础性物流活动，如患者护理，以及对手术室作业时使用的药品、单据、标本、血样、医用消耗材料进行传送、统计和保存等。该环节也是医院物流需求信息的产生点。

（4）医疗废物物流。医疗废物物流主要指对医院产生的医疗废物的处理与回收。由于医疗废物对人体与环境具有危害性，医疗废物物流目前已经越来

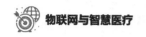

受到高度重视。

（5）医疗仪器管理。这里指的是大型仪器的采购、使用、维修。

（6）标本管理。涉及病理标本的采集、送检，到标本的冰冻、切片，以及最终标本的保存全过程。

11.3.2 物联网技术在药品流通中的应用

使用物联网技术可以加强医院用药安全，节省库存成本。我国医药流通渠道复杂、环节众多，为了有效地对药品流通进行管理，国家相继出台了有关药品生产和药品管理的标准、规范。尽管如此，在药品的流通过程中仍然存在不少问题，主要体现在以下两个方面。一是安全，主要表现为在流通过程中，由于周围环境的变化（如温度、湿度、光照、压力等），药品质量会发生改变，甚至会完全失效，对此如果不能有效进行监控，就会产生极大的危害。二是流通成本管理，论及药品流通中的成本变动，一个主要原因是流通环节频繁出现串货、退货现象，如果不能对复杂流通渠道中的药品流向进行及时、准确地追踪，那么一旦出现这种现象，药品流通成本就会大幅增加；另一个原因是流通环节的虚增增加了对药品流通成本管理的难度。

通过分析上述问题可以看出，对整个流通过程中的药品进行及时、有效地监控与追踪，是高效解决药品流通安全问题、降低流通成本的关键。而以物联网技术为基础，在流通过程中为单个药品赋予唯一身份标识并进行追踪，从而实现对药品信息及时、准确地采集与共享，为有效解决我国医药流通中存在的安全、成本等问题提供了智慧有效的新方法。

一方面，可以将药品名称、品种、产地、批次、生产、加工、运输、存储、销售等环节的信息都存储在 RFID 电子标签中，在出现问题时可以追溯全过程，同时可以把信息传送到公共数据库，患者或医院可以将存储在 RFID 电子标签中的内容和数据库中的记录进行对比，从而有效地识别假冒药品。在药品的仓储运输过程中，安装温湿度传感器，敏锐感知运输环境变化，一旦环境发生变化，就自动报警。由于所有药品都附带 RFID 电子标签，系统就能在第一时间掌握信息，及时"截住"问题药品的流动。如果在使用环节中发现问题药品，就可以快速截留尚在途中的所有同类药品。此外，消费者也可以通过手机读写药品信息，了解其生产、流通过程的全部信息，放心购买。

另一方面，可以将药品的适应症状、相互作用、配伍禁忌、禁忌症、用法、用量等药品说明书信息存储在 RFID 电子标签中。患者可以较为方便地查询药品的使用说明，医护人员也可以使用这些信息对药品的用药安全进行审核。

物联网技术在医院药品管理领域应用的主要方向如下。

1. 药品监管

目前，物联网在药品监管体系中的应用已成为欧美各国监督管理部门使用的重要手段，也必将对我国的药品监管带来重要影响。零售药店在将药品交给消费者时，药品监督管理部门就可以通过物联网实时接收哪家药店将哪种药品销售给了哪个消费者的信息；而当某种药品出现问题时，药品监督管理部门可以迅速知道该种药品在市场上有多少、都分布在哪些地区、最近几天内分别销售给了哪些消费者，进而采取有效措施。

2. 药品存储

将 RFID 技术应用在药品的存储、使用、检核流程中，可以简化人工与纸本记录处理，防止缺货，方便药品召回，同时避免相似的药品名称、剂量与剂型之间发生混淆，可以强化药品管理，确保药品供给及时、准确。另外，RFID 技术的应用使药品的查找、定位更加方便，药品的存放可以更加集中，日常的库存管理也可以更加高效。

3. 药剂防误

通过在取药、配药过程中加入防误机制，在处方开立、调剂、护理给药、患者用药、药效追踪、药品库存管理、药品供货商进货、保存期限及保存环境

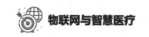

条件等环节实现对药品制剂的信息化管理，确认患者使用制剂的种类、记录患者使用流向及保存批号等，避免用药错误，确保用药安全。

4. 自动摆药

患者的处方信息可以通过网络传输给摆药机，摆药机根据处方信息和药品RFID电子标签中存储的药品使用信息自动对处方进行审核，查看药品之间是否存在不良的相互作用、配伍禁忌，患者是否对该药有禁忌症，用法是否正确，用量是否安全，从而实现自动审方，减少人为差错。

将患者的输液信息传到静脉液体配制中心（PIVAS），根据药品RFID电子标签中存储的信息，自动配药、审方，并将配置好的输液药品的使用信息、存储信息写入RFID电子标签，同时对药品稳定性进行监控，减少给药错误，确保配置药液的质量，使护士有更多的时间为患者服务。同时，协助药剂师充分运用药学专业知识，积极开展临床药学工作，提高药学技术服务水平，给予患者最大的用药安全保障。

5. 药剂追溯

通过准确记录药剂和患者身份，包括药品使用环节的基本信息、不良事件所涉及的特定药品、可能出现同样质量问题产品的地区、问题产品所涉及的患者、尚未使用的问题产品位置等信息，追溯不良产品及相关患者，控制所有未投入使用的药剂，为事故处理提供有力支持。

11.3.3　物联网技术在设备管理中的应用

医疗设备物流管理是医院物流管理的关键环节。医疗设备广泛分布在医院各科室，数量多、种类多、型号多，而且更新换代快，为管理工作带来了难度和挑战。现代医院的医疗设备管理工作必须运用一系列科学技术和方法，着眼于提高设备管理效率，不断优化管理流程和环节。要充分利用物联网技术，有效实现对医疗设备信息的智能化和科学化采集、处理和使用管理，使医疗设备在全生命周期中处于最佳管理状态，在医院诊疗护理中发挥良好的作用。

物联网技术在医疗设备物流管理上的应用如下。

1. 设备普查、盘点

设备资产普查是医院的一项经常性工作。以前这项工作对医院管理者来说是一个沉重的负担，因为完全依靠人工逐科逐室登记实物，同时还要查档案、找文件，很多时候还要依靠记忆填补丢失信息，费时费力，一般需要月余时间，最终还只能形成一份不太准确的报表。在使用物联网技术后，每个设备都带有 RFID 电子标签，设备信息可以随时读取。

2. 医疗设备档案

过去，医院完全以手工方式，依靠专职或兼职档案管理员管理医疗设备档案，存在档案收集不完整、缺乏整理、借阅查找困难、易流失等诸多问题。在使用 RFID 电子标签后，这种情况得到根本改善，医疗设备的档案信息都以电子数据的形式存储在系统中，工作人员在计算机上就可以查阅，省去了查找、借阅、登记和归还等烦琐手续，极大地减少了档案管理的工作量。电子档案实现了图片化档案存储，其图片来源可以是设备安装过程、设备内部结构、设备维护和维修处理过程、互联网上获取的技术文章等。这些内容实际上是设备的动态资料库，对维修技能积累和对同类设备维修具有非常重要的意义。

3. 设备维修档案

在需要厂家提供技术或配件支持时，厂家联系方式、售后工程师电话、以往的维修记录、设备保修期、配件价格等都是一堆难查、难找的数据，现在这些信息在物联网系统中一目了然。在维修任务完成后填写维修报告单是一项日常工作，也是事关统计维修指数数据和积累维修经验的一项重要工作。以前许多工程师不愿意填写，一个主要原因是查阅设备的型号、机号、价值、启用日期等信息非常麻烦。现在，这些信息通过 RFID 电子标签存储，他们只需填写维修相关信息即可实现信息的自动识别，既大大减轻了工程师的工作强度，又提高了医院的管理效率及精确度。

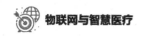

4. 设备共享

在使用物联网技术后,管理人员可以方便地知道设备位置、当前使用状态、一次使用的时长等信息,对于小型的医疗仪器如监护仪、呼吸机等,就可以根据科室的需求适时做出调整,提高设备的使用率。由于可以真实计算出医疗设备的一次使用时长,所以也可以对使用科室的成本做出合理计算,这有利于打破医疗设备被科室视为独有物品而不能很好共享的困境,整体提高设备使用率和医院物流管理绩效,大幅降低医院设备管理使用成本。

11.3.4 物联网技术在医用耗材管理中的应用

在信息化技术普及之前,医院普遍采取集中型采供模式,医用耗材通过采购部门采购→中心库房存储→使用科室申请使用,其特点是统一采购、统一供应。这种模式适合综合性医院,因为其管理规范,供应质量有保证。其缺点是效率不高,信息沟通不畅,库存率高,容易出现物流旁路失控的情况,无法满足日益发展的医疗管理需求。

目前,欧美先进国家的医院普遍采取第三方物流的供应模式,医用耗材通过第三方物流商直接送到医院二级库房或科室,其特点是大大降低了库存率,物流供应链短、效率高,库存管理现代化(第三方物流商为专业仓储和运营管理人员)。其局限性是这种模式对第三方物流商的依赖性很高,协调环节较多,必须由生产厂家、第三方物流商和医院三方一起协调完成。

新型物联网物流模式是在应用现代物流管理理论的同时,结合电子信息管理技术对医用耗材物流进行信息化、集约化的管理,其特点是具有集中的配送中心,可集中所有医院物资,对配送中心、供应商、医院库存地进行流程整合,实现物流的全过程可控监管。

随着医院的扩建与改造、医院业务量的增长,以及新型材料和技术在临床医学的应用,物流量逐年快速增长,为医院的物流管理提高了难度,主要表现为:

（1）基础物流压力增大，库存量攀升，使得库存面积和人员紧张。

（2）物流环节多，物流成本相应增加，特别是物流管理成本和资金占用的成本增幅较大。

（3）库存率降低导致物流服务精细化程度降低。

（4）信息系统存在"信息孤岛"现象，与物流相关的各类信息量剧增且更加分散。

（5）供应品种繁杂，供应商繁多，供应链各环节相对独立，内部协作、外部协作难度增大，服务质量降低，内部、外部产生的矛盾和冲突加剧。

对于供应商来讲，由于医院品规众多、订单频繁，其必须最大限度地快速、准确获得医院需求信息，尽可能缩短到货周期；对于采购执行者来讲，其需要确定最佳采购周期、品规和数量，客观评估、判断和管理供应商服务质量；对于中心库房管理人员来讲，如果想从繁重的供应事务中解脱出来，就必须建立标准，建立库存结构，准确获取数据，进行全局统筹；对于二级库房、科室、手术室管理人员来讲，其需要实现订购准确、频次适当、主动及个性化供应，这就需要管理人员能够合理预测需求，通过数据收集和共享支撑主动供应，而这些需求必须依托物联网技术才能实现。

将物联网技术应用于医院物流的核心是信息共享。应用物联网技术，建立网络化的信息公共平台，实现供应链各环节信息资源共享，使上游各物流商、供应商或生产厂家，与下游医院各消耗单元实现有效连接，从根本上实现"量出为入"，即在基于消耗运算的基础上，减少无意义的医用耗材的移动，从根本上实现降低社会整体成本的目标，实施有效的医院物流模式创新。

物联网技术应用于医院物流应具备的功能如下。

（1）实现器材采购、配送、验收、库存管理、发放、消耗、回收等全过程的数字化管理。

（2）实现器械管理信息系统与 HIS，以及与供应商、物流商和生产厂家信息系统的无缝对接。

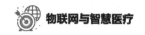

（3）实现职能优化与流程优化。

（4）实现成本效益管理，实现物流、信息流和资金流统一。

在应用物联网技术的基础上，创建一体化供应链能够让整个医院物流流程变得快捷、高效。针对各节点消耗和预测数据进行分析，使整体库存下降，使采购职能发生变化，满足供应的方式逐渐由计划采购向基于消耗的策略性供应商补货过渡，库存满足率和库存周转率提高，到货周期缩短。通过信息整合和供应链统筹，利用第三方物流大大压缩整体流通成本。贯穿全供应链的信息共享能够进一步保证产品质量和服务质量。

基于物联网技术平台的医院物流，为医院的物流革新提供了有力支持，可以电子病历为核心，自动生成医疗用品清单，由各物流中心配送到医院后，再分包送至病区或二级库房；可实现对物流全过程的可视化监控，精确时点绩效，真正构建出精细供应链环境，为医用耗材循证医学的开展提供科学的依据。

11.3.5　物联网技术在标本管理中的应用

医院的标本主要分为检验标本和病理标本两大类，标本管理是较早使用条码技术的领域之一。

1. 检验标本的管理

在检验领域，通过使用条码技术，检验实现了全过程信息化，包括标本的识别、绝大部分仪器的双向通信、报告的管理等。

现在，在医学实验室推进 ISO 15189 管理体系建设已经成为一个重要的发展方向，只有将物联网技术与信息技术深入结合，才能将管理体系的各要素通过信息系统得到体现和落实。

目前，检验全过程信息化使每个过程操作变更都能留下对应的操作记录（如时间、操作者、结果），这为标本采集、送检、实验及发出报告的过程跟踪和缩短标本的流转时间提供了重要数据参考和决策依据。但标本从采集到送达的时间仍不可控，研究表明，标本从采集到送达所用时间占全部时间的 57.3%。实际上，许多检验结果不准均与标本质量有关。因此，对标本物流的控制是一个不容忽视的重要环节。标本送检过程大多发生在检验科外，容易被忽视且不易控制，而将物联网技术和标本物流管理相结合可以使这个问题迎刃而解。将标本箱的信息记录在 RFID 中，就可以记录标本从采集到送达检验科的全过程，从而帮助管理人员分析标本流转中的失控点，改进流程设计，使执行过程更加人性化并易于接受。同时，注重对流程的持续改进，使管理事半功倍。

2．病理标本的管理

由于病理标本具有取材的特殊性和唯一性，一旦病理标本丢失或处理不当，就会给患者带来严重损失，因此，病理标本管理是医疗质量管理的重要内容。

目前，医院普遍使用条码来标识标本。在取下病理标本后，将其放入标本袋并贴上条码，再完善标本袋和病理单上的患者详细信息，而后直接由物流传输系统传送至病理科。这要求临床医生准确无误地将患者的一般信息和病史资料反映在病理送检单上。在病理标本传送到病理科后，根据条码进行核对，由专人检查固定液量是否合适、病理标本放置是否合理，最后对玻片进行编码，使用条码标识、存档。

使用条码进行病理标本的管理需要强大的信息系统支持，需要管理人员主动管理，取消被动提醒。将 RFID 技术应用于病理标本管理，将极大地提高工作效率和数据准确性，在采集病理标本时可以将患者的一般信息（如姓名、性别、年龄、婚否、职业、籍贯等）、标本名称、取材部位、取材深度、临床记录摘要、内外科情况、化验结果，以及送检组织的种类、数量、大小等信息都写到 RFID 卡中。在接收病理标本时，只要使用读卡器读取相应的 RFID 卡，所有的信息就可以一目了然，并且可以方便地定位病理标本的存放位置。

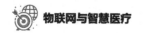

3. 代理检验、病理诊断

代理检验、病理诊断业务的开展，首先为很多就诊者提供了便利，让他们在家门口就能享受到高级医院的检验、诊断服务，免除 2 次往返（采集标本、领取报告）于大医院的劳顿之苦；其次提高了中基层医疗机构的服务，有利于平衡就诊人流。据统计，仅为检验某项生化指标而奔往大医院的人群约占门诊人次的5%，而通过开展这项业务，可以把这一群体完全转移到中基层医疗机构。

高级医院愿意提供这项医疗服务，因为各大医院的检验、诊断设备使用尚未达到饱和，资源利用空间较大；中基层医疗机构也愿意开展这项医疗服务，因为可以扩大服务群体。居民更是乐得方便和快捷，而且这项医疗服务也为物流产业增加了一项新的业务。

第 12 章

结语

高效、高质量和可负担的智慧医疗不但可以有效提高医疗质量，而且可以有效阻止医疗费用攀升。智慧医疗使从业医生能够搜索、分析和引用大量科学证据来支持诊断，同时还可以使医生、医疗研究人员、药物供应商、保险公司等整个医疗生态圈的每一个群体受益。在不同医疗机构间建立医疗信息整合平台，将医院之间的业务流程进行整合，使医疗信息和资源可以共享和交换，同时，跨医疗机构也可以进行在线预约和双向转诊，使"小病在社区，大病进医院，康复回社区"的居民就诊就医模式成为现实，大幅提升了医疗资源的合理化分配，真正做到了以患者为中心，保证了患者在任何地方都能得到一致的治疗护理服务，有效提升了医疗服务水平。

医疗系统融合了中西方医疗方法与技术。中医医院将中西医各类临床信息整合成标准化、可计算的模型，使医务人员可以准确制订融合中西医的治疗方案。

物联网技术在医疗领域的应用潜力巨大，能够帮助医院实现对人的智能化医疗和对物的智能化管理，支持医院内部医疗信息、设备信息、药品信息、人员信息、管理信息的数字化采集、处理、存储、传输、共享等，实现物资管理可视化、医疗信息数字化、医疗过程数字化、医疗流程科学化、服务沟通人性化，能够满足医疗健康信息、医疗设备与医疗用品、公共卫生安全的智能化管理与监控等方面的需求，从而解决医疗平台支撑薄弱、医疗服务水平整体较低、医疗安全生产存在隐患等问题。

利用物联网技术构建电子医疗服务体系，可以为医疗服务领域带来四大便利：一是把现有的医疗监护设备无线化，进而大大降低公众医疗负担；二是通过信息化手段实现远程医疗和自助医疗，有利于缓解医疗资源紧缺的压力；三是信息在医疗卫生领域的各参与主体间互通，有利于医疗信息充分共享；四是有利于我国医疗服务的现代化，有利于提高医疗服务水平。

智慧医疗将助力中国建设覆盖城乡居民的基本医疗卫生制度，为群众提供安全、有效、方便、价廉的医疗卫生服务。在未来，当智慧元素融入整个行业，医疗信息系统必将以前所未有的速度开始升级，并对医疗卫生行业，乃至全人类的健康产生重大影响。

反侵权盗版声明

电子工业出版社依法对本作品享有专有出版权。任何未经权利人书面许可，复制、销售或通过信息网络传播本作品的行为；歪曲、篡改、剽窃本作品的行为，均违反《中华人民共和国著作权法》，其行为人应承担相应的民事责任和行政责任，构成犯罪的，将被依法追究刑事责任。

为了维护市场秩序，保护权利人的合法权益，我社将依法查处和打击侵权盗版的单位和个人。欢迎社会各界人士积极举报侵权盗版行为，本社将奖励举报有功人员，并保证举报人的信息不被泄露。

举报电话：（010）88254396；（010）88258888

传　　真：（010）88254397

E-mail：　dbqq@phei.com.cn

通信地址：北京市万寿路 173 信箱
　　　　　电子工业出版社总编办公室

邮　　编：100036